沈玉鹏名中医儿科临床经验集

主　审　沈玉鹏
主　编　任耀全　杨志华
编　者　杨志华　魏剑翔　任耀全　李冬梅
　　　　韩　娟　周维维　周黎黎　万瑞霞
　　　　秦建霞　袁　颖　张　叶　李　思
　　　　赵旭霞

西北大学出版社
·西安·

图书在版编目（CIP）数据

沈玉鹏名中医儿科临床经验集 / 任耀全，杨志华主编 . -- 西安：西北大学出版社，2025.2. -- ISBN 978-7-5604-5613-3

Ⅰ . R272

中国国家版本馆 CIP 数据核字第 20253EU794 号

沈玉鹏名中医儿科临床经验集
SHEN YUPENG MING ZHONGYI ERKE LINCHUANG JINGYAN JI

主　　编	任耀全　杨志华
出版发行	西北大学出版社
地　　址	西安市太白北路 229 号
邮　　编	710069
电　　话	029-88303310
网　　址	http://nwupress.nwu.edu.cn
E - mail	xdpress@nwu.edu.cn
经　　销	全国新华书店
印　　装	陕西瑞升印务有限公司
开　　本	720 毫米 ×1020 毫米　1/16
印　　张	13.25
彩　　页	2
字　　数	200 千字
版　　次	2025 年 2 月第 1 版　2025 年 2 月第 1 次印刷
书　　号	ISBN 978-7-5604-5613-3
定　　价	58.00 元

本版图书如有印装质量问题，请拨打 029-88302966 予以调换。

主编简介

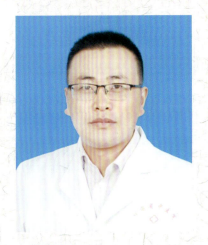

任耀全，医学硕士，甘肃省中医院中医儿科副主任医师，甘肃中医药大学兼职教师。师从全国名中医张士卿教授，甘肃省名中医吴丽萍、沈玉鹏主任医师。兼任中国中西医结合学会儿科专业委员会呼吸学组委员，中华中医药学会儿科学会青年委员，中国中医药信息学会儿科分会理事，甘肃省中医药学会儿科分会常务委员，甘肃省医师协会急诊医师分会小儿急救学组委员，甘肃省针灸协会小儿推拿专业委员会委员等职务。长期从事儿科临床、教学工作，在儿科常见病、多发病及危重症的中西医结合救治方面积累了丰富的临床经验。擅长儿科呼吸系统、消化系统疾病的中西医结合诊治，尤其在小儿反复呼吸道感染、哮喘、慢性咳嗽、过敏性鼻炎，以及小儿便秘、腹泻、过敏性紫癜、遗尿、多发性抽动症等方面具有独到的治疗经验。参与完成省厅级科研项目4个。参与编写著作2部，发表学术论文10余篇。2013年获评优秀教师，2014年获评"甘肃省技术标兵"，2018年获评甘肃省优秀儿科医师。

主编简介

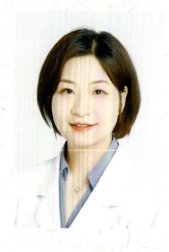

杨志华，中医儿科学博士，甘肃省中医院中医儿科主任，主任医师，硕士研究生导师，全国中医临床特色技术传承骨干人才。兼任中国中药协会儿童健康与药物研究专业委员会委员，甘肃省中医药学会儿科分会副主任委员，甘肃省医师协会儿科医师分会委员，甘肃省医师协会急诊医师分会小儿急救学组委员等职务。曾在上海交通大学附属新华医院及西安市儿童医院进修学习，主要研究方向为小儿呼吸系统、消化系统及神经系统疾病中西医结合诊治，尤其对急性咳嗽、慢性咳嗽、肺炎、厌食、便秘、遗尿、过敏性紫癜、抽动症、癫痫、小儿生长发育迟缓等病证的治疗具有丰富的临床经验，临床用药注重顾护脾胃、调理患儿免疫功能，并根据患儿不同体质及发病特点给予个体化"时方"治疗方案。参与国家自然科学基金项目1个；完成省厅级科研项目4个；参与在研项目4个，市级课题项目1个。撰写著作2部，参与编写著作6部，发表学术论文20余篇。

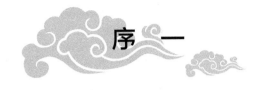

序 一

宋代阎孝忠在为钱乙《小儿药证直诀》一书作序时曾说:"医之为艺诚难矣,而治小儿为尤难。"清代吴鞠通在其《温病条辨·解儿难》中亦说:"古称难治者,莫如小儿,名之曰哑科。以其疾痛烦苦,不能自达;且其脏腑薄,藩篱疏,易于传变;肌肤嫩,神气怯,易于感触;其用药也,稍呆则滞,稍重则伤,稍不对证,则莫知其乡……"古医界亦有"宁治十男子,不治一妇人,宁治十妇人,不治一小儿"之说。

沈玉鹏自1984年于甘肃中医学院中医系毕业后,迎难而上,径直从事中医儿科工作,至今四十余年。在她看来,"儿科是一个特殊的领域""孩子是家庭的希望,是社会的未来"。她深切体悟到孩子"天真无邪的笑容背后,可能隐藏着病痛的折磨,他们稚嫩的身躯,需要我们用最精心的呵护和最精准的治疗去关爱"。她在四十多年从事中医儿科的生涯中,深感自己肩负的责任之重大。因此,她总是孜孜不倦,勤奋好学。她不仅认真对待儿科临床诊疗,而且认真带教实习学生和研究生。在工作中,她尤其重视跟踪儿科专业的最新技术动态,不断拓展自己的知识面。她还非常重视理论与实践的结合,在繁忙的临床工作之余,致力于临证经验的总结整理和科学研究。她虚心向医界前辈学习,师从多位儿科名家,取各家之长,不断提高自己的业务水平,并在发挥中医药特色的基础上,注重中西医结合,从而形成了自己的专业特长，在诊疗儿科常见病、多发病方面取得了卓越的成就。

近日，沈玉鹏将其多年的从医经历和临床体会、学术建树、经验用方、医话医案以及研究成果进行了总结和梳理，并编著成册，我得以先睹为快，受益匪浅。我也深信，该书的出版，一定会使从事中医儿科的同道以及正在学习中医儿科专业的学生收获满满。故尔乐之为序。

张士卿
2024 年 8 月于金城兰州

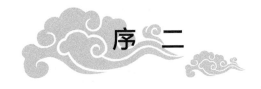

序 二

在儿科医学的广阔天地里，我已默默奉献了四十余载春秋，从初涉医道时的青涩懵懂，到如今累积的丰富经验与深刻感悟，一路行来，心中满载着无尽的感慨。儿科，这个独特的医学领域，承载着家庭的希望与社会的未来。孩子纯真无邪的笑容背后，或许正遭受着病痛的侵袭；他们娇弱的身躯，亟须我们以最细腻的关怀和最精确的治疗来守护。每一次面对患儿无助的啼哭，每一次目睹家长焦虑的神情，都让我深刻体会到肩上责任的重大与神圣。

这本经验集，是我及团队成员多年儿科临床实践的精华汇总与深刻反思。它不仅记录了我在临床一线所经历的点点滴滴，更是我对儿科医学事业无限热爱与不懈追求的生动写照。我衷心希望，这本书能够为年轻儿科医师提供宝贵参考，助他们在成长的道路上更加稳健前行；同时期望它能成为家长的一盏明灯，引领他们更加深入地理解孩子的健康，面对疾病时更加从容不迫。然而，我深知医学犹如大海浩瀚无垠，我的经验仅是其中微不足道的一滴水珠。书中难免存在疏漏与不足，恳请业界同人与广大读者不吝赐教，批评指正。

在此，我要向一直以来支持我、理解我的家人和朋友表达最深的感激之情；更要向那些给予我无限信任的患者及其家属致以崇高的敬意。未来，我将继续在儿科医学的道路上矢志不渝地前行，为守护孩子的健康成长贡献我的全部力量。

沈玉鹏

2024年6月于金城兰州

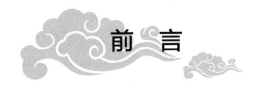

前　言

在中医的历史长河中，儿科作为一门独具特色的学科，自古以来便受到历代医家的重视。小儿脏腑娇嫩，形气未充，易感外邪，且病情变化迅速，因此中医儿科的诊治尤为复杂而精细。《沈玉鹏名中医儿科临床经验集》正是在这样的背景下应运而生，旨在为中医儿科的学习者、从业者及广大关心儿童健康的读者提供一本周密、系统、实用的中医儿科著作。

随着现代医学的发展，中医儿科在传承与创新中不断进步，其独特的诊疗方法和显著的疗效日益受到社会的认可。然而，面对纷繁复杂的儿科疾病，如何快速准确地运用中医理论进行辨证施治，成为摆在中医儿科医生面前的一大挑战。

本书通过整理和总结，系统介绍了沈玉鹏从事儿科事业以来临床所见、所闻及经验，详细阐述了呼吸系统、消化系统等常见儿科疾病的基础理论、临床实践，以及名老中医的临证经验、学术思想和经方验方。对于中医儿科专业的学生而言，本书可作为学习中医儿科的入门教材；对于中医、中西医结合儿科医生而言，本书是一本实用的临床参考书；对于关心儿童健康的读者而言，本书则是一本普及中医儿科知识的读物。

在成立甘肃省名中医工作室之际，我们梳理、挖掘沈玉鹏在儿科领域的中医思维和学术理念，组织编写了《沈玉鹏名中医儿科临床经验集》一书。希望本书能够成为中医儿科领域的一颗璀璨明珠，为中医儿科的传承与发展贡献一份力量。本书主编任耀全负责书稿的整理、撰写及统稿工作，杨志华、魏剑翔、李冬梅、韩娟、周维维、周黎黎、万瑞霞、秦建霞、袁颖、张叶、李思、赵旭霞等人负责本书的校对工作。

限于编者水平，加之时间仓促，书中难免有不足之处，恳请各位专家及广大读者批评指正。

编者

2024 年 9 月

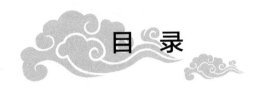

目　录

第一章　医家小传 …………………………………………… 1

第二章　学术建树 …………………………………………… 3

　一、重辨证，亦辨病，临床疗效卓著 ……………………… 3

　二、观体质，重临床，崇尚"稚阴稚阳"学说 …………… 4

　三、抓主证，崇经方，不断提高疗效 ……………………… 4

　四、倡脾运，调气机，强身壮体少疾病 …………………… 4

　五、佐活血，祛瘀聚，辨治疗效显神奇 …………………… 6

　六、肺系病证：清泻肺胃郁热，兼顾护阴健脾 …………… 6

　七、脾系病证：助运、养胃、健脾、导滞 ………………… 7

　八、心系病证：养心益气，鼓动心脉 ……………………… 8

第三章　常用经验方 ………………………………………… 9

　一、固本健脾汤 ……………………………………………… 9

　二、杏苏二陈汤 ……………………………………………… 10

　三、通窍鼻渊舒 ……………………………………………… 11

　四、运脾消食汤 ……………………………………………… 12

　五、固表止汗汤 ……………………………………………… 14

　六、银翘消瘰丸 ……………………………………………… 15

　七、百地逍遥散 ……………………………………………… 16

八、益智山药汤……………………………………………18
　　九、益气凉血汤……………………………………………19
　　十、解表退热方……………………………………………21

第四章　临床经验………………………………………………23
第一节　概　述…………………………………………………23
　　一、强调理论联系实际，温故知新………………………23
　　二、强调四诊辨证，察舌辨脉……………………………24
　　三、内服外用皆有所创，兼收并蓄………………………24
第二节　肺系疾病临床经验……………………………………25
　　一、小儿支气管肺炎的临床经验…………………………25
　　二、小儿迁延性肺炎的临床经验…………………………26
　　三、小儿咳嗽的临床经验…………………………………27
　　四、小儿反复呼吸道感染的临床经验……………………29
　　五、小儿过敏性鼻炎的临床经验…………………………31
第三节　脾系疾病临床经验……………………………………36
　　一、小儿厌食的临床经验…………………………………36
　　二、小儿脾虚泄泻的临床经验……………………………38
　　三、小儿腹痛的临床经验…………………………………42
　　四、小儿便秘的临床经验…………………………………44
第四节　其他疾病临床经验……………………………………55
　　一、小儿心肌炎的临床经验………………………………55
　　二、消瘰丸临证的临床经验………………………………56

第五章　临床典型医案…………………………………………59
第一节　肺系疾病………………………………………………59
　　一、感冒……………………………………………………59

二、鼻渊 …………………………………………… 62
三、鼻鼽 …………………………………………… 65
四、咳嗽 …………………………………………… 69
五、肺炎喘嗽 ……………………………………… 75
六、反复呼吸道感染 ……………………………… 81

第二节　脾胃系疾病 …………………………………… 84
一、积滞 …………………………………………… 84
二、小儿厌食 ……………………………………… 87
三、小儿腹痛 ……………………………………… 89
四、小儿泄泻 ……………………………………… 91

第三节　其他疾病 ……………………………………… 94
一、小儿紫癜病 …………………………………… 94
二、小儿遗尿 ……………………………………… 99
三、小儿汗证 ……………………………………… 100
四、小儿抽动症 …………………………………… 102
五、咳嗽变异性哮喘 ……………………………… 103

第六章　临床研究与体会 ………………………………… 106
一、韩芳林主任医师临证经验撷要 ……………… 106
二、小儿肾病综合征的中药辨治体会 …………… 109
三、学习钱乙泻青丸一方的体会 ………………… 112
四、中药灌肠在抢救中毒性痢疾中的应用 ……… 114
五、重用水蛭抢救小儿肺炎合并脑干脑炎体会 … 115
六、自拟杏苏二陈汤加减治疗小儿支气管炎经验 … 117
七、陇中尿石康糖浆治疗婴幼儿泌尿系结石42例 … 118

八、穴位贴敷联合补肺固本合剂治疗小儿反复呼吸道感染
　　　　（肺脾气虚证）疗效观察…………………………………… 124

　　九、穴位贴敷联合补肺益寿合剂治疗小儿反复呼吸道感染
　　　　（肺脾阴虚证）疗效观察…………………………………… 130

　　十、穴位贴敷联合中药辨证治疗对反复呼吸道感染患儿免疫
　　　　及微量元素的影响…………………………………………… 135

　　十一、小儿复感宁合剂治疗小儿反复呼吸道感染疗效评价
　　　　…………………………………………………………………… 140

　　十二、冬病夏治穴位贴敷防治小儿反复呼吸道感染临床疗效
　　　　观察……………………………………………………………… 144

　　十三、运脾颗粒对幼龄厌食模型大鼠胃肠激素水平的影响
　　　　…………………………………………………………………… 151

　　十四、中医儿科临床教学的困境与思考……………………………… 157

第七章　中医养生与预防……………………………………………… 162

第一节　四季调护指导………………………………………………… 162
　　一、春季调护……………………………………………………… 162
　　二、夏季调护……………………………………………………… 164
　　三、秋季调护……………………………………………………… 165
　　四、冬季调护……………………………………………………… 166

第二节　防病与保健…………………………………………………… 167
　　一、饮食调护……………………………………………………… 167
　　二、寒温调节……………………………………………………… 168
　　三、养教结合……………………………………………………… 169

第三节　调养与护理…………………………………………………… 169
　　一、病时护理……………………………………………………… 169

二、病后护理……………………………………………… 171

第八章　医患沟通与家长指导……………………… 172
　　一、医患沟通在儿科工作中的重要性…………………… 172
　　二、医患关系在儿科工作中的特殊性…………………… 172
　　三、家长指导……………………………………………… 173

第九章　中医适宜技术在儿科临床中的应用……… 175
第一节　小儿捏脊疗法在儿科临床中的应用………… 175
　　一、捏脊疗法概述………………………………………… 175
　　二、小儿捏脊疗法的现代机制…………………………… 176
　　三、小儿捏脊疗法的优点………………………………… 176
　　四、小儿捏脊疗法的适应证……………………………… 176
　　五、小儿捏脊疗法的操作方法…………………………… 176
　　六、小儿捏脊疗法的注意事项…………………………… 177
　　七、小儿捏脊疗法的禁忌证……………………………… 177
第二节　穴位贴敷在儿科临床中的应用……………… 178
　　一、穴位贴敷概述………………………………………… 178
　　二、穴位贴敷的作用机制………………………………… 180
　　三、穴位贴敷的作用特点………………………………… 182
　　四、穴位贴敷的适应证及常用穴位……………………… 183
　　五、穴位贴敷的注意事项………………………………… 183
第三节　小儿推拿在儿科临床中的应用……………… 184
　　一、小儿推拿的作用……………………………………… 185
　　二、小儿推拿对各系统的作用…………………………… 185
　　三、小儿推拿的优点……………………………………… 186

四、小儿推拿的适应证……………………………………… 187
　　五、小儿推拿的禁忌证……………………………………… 188
　　六、推拿前准备及注意事项………………………………… 188
　　七、推拿操作的时间、次数和强度………………………… 189
　　八、推拿操作时患儿的体位及操作顺序…………………… 190
　　九、小儿推拿的常用手法…………………………………… 190
　第四节　放血疗法——耳尖放血在儿科临床中的应用……… 191
　　一、耳尖放血概述…………………………………………… 191
　　二、耳尖放血的作用………………………………………… 192
　　三、耳尖放血的适应证、禁忌证及副作用………………… 193
　　四、耳尖放血的注意事项…………………………………… 193
　　五、耳尖放血的临床应用…………………………………… 193
　第五节　刺四缝在儿科临床中的应用………………………… 195
　　一、历史渊源………………………………………………… 195
　　二、刺四缝的穴位、特点及功效…………………………… 196
　　三、刺四缝的操作方法……………………………………… 196
　　四、刺四缝的禁忌证与注意事项…………………………… 197
　　五、刺四缝的临床应用……………………………………… 197

第一章 医家小传

沈玉鹏，女，1962年出生于甘肃兰州这片文化底蕴深厚的土地。自青少年时期起，她便与中医药学结下了不解之缘。1979年9月至1984年7月，她在甘肃中医学院中医系深造，系统地学习了中医理论与临床技能。1984年7月，学成的沈玉鹏被分配到甘肃省中医院，担任中医儿科住院医师，正式开启了她的中医儿科职业生涯。

在职业生涯中，沈玉鹏不断攀升，1992年晋升为中医儿科主治医师，2000年再进一步，成为中医儿科副主任医师，至2007年9月成为中医儿科主任医师。此外，她曾在2003—2006年作为第三批学术经验继承人，师从全国知名的老中医药专家韩芳林教授，深入学习中医儿科的精髓，并顺利出师。

在甘肃省中医院，沈玉鹏不仅在临床一线默默耕耘，而且在管理上逐渐崭露头角，先后担任儿科副主任（1998年6月起）、儿科主任（2005—2009年）等职务。她的专业能力和医德医风得到了广泛认可，2012年，荣获甘肃省卫生厅、甘肃省人力资源和社会保障厅联合颁发的"甘肃省名中医"称号。

沈玉鹏还积极投身于中医药学会的各项工作，现任全国中医药高等教育学会儿科教育研究会理事会常务理事、甘肃省中医药学会儿科专业委员会副主任委员、甘肃省中医药学会肺系病专业委员会副主任委员，并担任《中医儿科杂志》的编辑委员会委员。

四十余载的医者生涯，沈玉鹏始终坚守在临床一线，她对工作充满热情，不断学习新知，紧跟儿科专业的最新技术动态，努力提升自己的专业素养。她师从金文嫩、韩芳林、王自立等多位儿科名家，博采众长，既传承了中医的精华，又吸收了现代医学的先进理念。在治疗患儿的过程中，她注重中西医结合，充分发挥中医药的特色优势，取得了显著的成果。

在抢救急危重患儿方面，沈玉鹏更是积累了丰富的临床经验。她运用中西医结合的方法，成功提高了危重患儿的救治率。在非典、三聚氰胺奶粉事件、禽流感、手足口病和甲流等公共卫生事件中，她作为省级专家工作组成员，积极参与临床诊断和救治工作，作出了重要贡献。

在科研方面，沈玉鹏同样取得了丰硕的成果。她应用中药灌肠治疗小儿腹泻，自制中草药"复感宁合剂"治疗小儿反复呼吸道感染，以及应用中药辨证治疗小儿肺炎、肾炎、肾病综合征等疾病，这些应用均取得了良好的疗效。她还在《中医杂志》《中国中医药信息》《甘肃中医》《兰州医学院学报》等各级各类刊物及全国性儿科学术研讨会上发表了学术论文30余篇，参与了我国第一部病毒性疾病中医诊疗专著《病毒性疾病中医诊疗全书》及《中医急诊手册》《常见病的中医特色综合疗法·儿科病证》等多部中医药专著的编写工作，并主持、参与了多项省级科研项目的研究工作，"小儿复感宁合剂防治反复呼吸道感染临床观察和研究"等3项科研成果通过甘肃省科学技术委员会（现甘肃省科学技术厅）鉴定，达到国内领先水平，其中两项科研成果分别获得甘肃省卫生厅（现甘肃省卫生健康委员会）优秀成果奖和甘肃省皇甫谧医药科技奖三等奖。

2014年，沈玉鹏成为全省第二批五级中医药师承教育工作的指导老师，肩负起培养后学的重任。通过口传面授的方式，她将自己独到的临床经验和技术专长毫无保留地传授给徒弟，为培养跨世纪的高层次中医临床人员作出了重要贡献。

沈玉鹏在工作中兢兢业业、细致周到，始终将患者的利益放在首位，努力为患者提供优质的服务。四十多年来，她与患者关系和谐，未发生过医患纠纷或医疗事故。"让患儿减轻病痛，让患儿家长放心"，致力于更快、更好地解除广大患儿的病痛，这是她作为儿科医生最大的理想和追求。

第二章 学术建树

一、重辨证，亦辨病，临床疗效卓著

中医药学是依靠辨证的方法、逻辑推理的方法、取类比象的方法探索疾病的规律来选择治疗方法的。这是中医诊治疾病的特点——整体观。西医是以解剖、生理、病理、生化等组成的以实验研究为基础的一种科学体系。西医随着现代大工业的发展而发展，很自然地与现代科学融为一体。虽然它深入认识机体内部变化，但往往忽略了人是一个整体的辩证观。因此，沈玉鹏认为，中、西二法互补，对提高临床诊治水平更为有利。实践证明，重辨证亦辨病是提高诊治水平的重要方法。从临床上讲，证病结合的诊治就是整体观与局部相结合的科学诊治。因此，沈玉鹏认为，中医辨证诊断加现代科学诊断是医学领域的诊断方法。辨证是在望、闻、问、切基础上进行的诊断辨证思维，论治是在辨证基础上确定治疗原则的方法，二者互相联系。而现代医学则进行定量分析，以阐明病变的具体变化。所以，临证时，重辨证亦要辨病，治疗时既要治证，也要治病。既对病因、病位等疾病的共性进行诊治，也对证候的特异性进行鉴别，这样才能够提高临床疗效。如沈玉鹏继承老师经验，应用麻杏化痰汤治疗风热及痰热闭肺型肺炎喘嗽；应用杏苏二陈汤治疗痰湿壅肺型肺炎咳嗽，与临床病证结合，从而提高临床疗效。

沈玉鹏认为，正确地处理好当前中医儿科面临的中医特色、时代特点和专科特长的关系十分重要，在实际工作中将辨证和辨病结合起来，是证者先辨而治，是病者先诊再辨而治也是必要的。

二、观体质，重临床，崇尚"稚阴稚阳"学说

对于小儿生理特点，历来就有"纯阳之体"和"稚阴稚阳"的观点，对后世影响很大。通过观察，沈玉鹏认为，小儿生理的确具有"稚阴稚阳"的特点，同时在病理上所表现的易虚易实、易寒易热也随着年龄增长而转归，伤阴伤阳亦互有转化。多见者，如腹泻病例中的中毒性消化不良症，它可先伤胃阴，继伤脾阳，又能在胃阴耗损的同时，既出现口干舌绛、皮肤干燥皱瘪的症状，又可出现面色㿠白、两目无神、肢厥脉微的阳气厥脱危象，具体反映了"稚阴稚阳"的临床征象。对阴阳两伤的处理往往采用扶其阳而就其阴的方法，但必须审察孰者为主。盖阴与阳虽是不同的属性，但又是互根的，所以阴的滋生，必须赖阳气的濡化；阳可以统阴，而阴则不能统阳。阴阳总是互相转化、互相促进的，因而阴阳并论，更易于讲清道理，也更有利于理解。沈玉鹏认为，只有通过反复实践，才能较深刻地理解小儿"稚阴稚阳"这一生理特点的客观性，才能正确对待"小儿纯阳之体"的观点。

三、抓主证，崇经方，不断提高疗效

沈玉鹏在临证时善抓主证，善用经方。临床实践证明，这确实使疗效大大提高。沈玉鹏认为，任何一个证或一个病，其发病机制、临床表现有主次之别，一旦主证被解，其他症候也随之减轻或消失。经方是先贤几千年来临床经验的结晶，且经受了实践的检验，确实是疗效显著的处方用药。因此，崇尚经方用于临床是沈玉鹏的观点。经方充分体现了中医学味少力专的特色。在临床实践的具体应用中，沈玉鹏主张应用经方要遵其法而不泥法，遣其方而不僵化，用其药而不拘量，灵机圆活，合理应用，在经方的基础上创立了许多有效的经验方。

四、倡脾运，调气机，强身壮体少疾病

脾是中焦之脏，是人体气机的枢纽，对小儿尤为重要，在防病治病中占有重要的地位。脾胃生生之气，是五谷精微摄入、腐熟、升腾、

输布的脏器，是小儿生长发育的重要器官。因此，临证处方用药皆不忘调理脾胃是沈玉鹏推崇的又一思想。她认为，小儿脾气未充，运化力弱，而生长发育迅速，对水谷营养的需求量高，如果喂养方法不当，饮食过量或不足，或突然改变饮食品种，增加过高的营养物质，超过脾胃耐受能力，就会影响或导致脾失运化，而发生种种脾胃病变。

沈玉鹏认为，脾的正常生理功能之一是主运化，脾健则运。脾病证候的表现虽有不同，但脾失运化的病机转归则是一致的。一旦脾气失运、不运，或运迟、运弱，皆能发生种种脾胃病变。整体而言，脾虚亦可导致小儿免疫系统的功能低下而发生上呼吸道感染。可见，健脾运脾这一指导思想，必须贯穿在防治小儿脾胃病乃至其他脏器病变的过程中。这是"四季脾旺而不受邪"的学术思想在儿科领域中的具体运用。

沈玉鹏认为，儿科前辈江育仁的"脾健不在补，贵在运"，是根据脾的生理病理特点提出的治疗法则。江育仁精练地把脾的功能归纳为运与化，认为有三个主要的思想。一是治疗脾胃病的指导思想。因为，脾运失健、升降失常乃脾胃病病机的关键。脾具有运化津液水湿、生化气血之源、输布五谷精微、奉养五脏六腑及四肢百骸的功能；与胃相表里，且有腐熟五谷、通降浊气、糟粕于下的作用。脾气升则可上输于心肺，脾气降则下归于肝肾，故脾健运方能维持"清阳出上窍，浊阴出下窍；清阳发腠理，浊阴走五脏；清阳实四肢，浊阴归六腑"的作用。因此，脾胃特殊的生理功能，是人体生命活动、健康成长的根本保证。小儿更是如此，称脾为"后天之本""气血生化之源"。二是以运为健、以运为补的主导思想。脾的生理功能是通过脾气来实现的。脾气乃脏腑之气，是脾胃升降运化的动力和源泉。脾气最易因饮食不当、劳倦、情志等因素所伤。当今小儿娇养，怒气易结，饮食常常自倍，极易损伤脾胃功能，导致诸病丛生。从儿科临床看，小儿脾胃病以脾气不行而不运导致中焦壅滞、痰饮、湿滞、湿热、食积较为多见，因此，临证治疗以运脾、调理气机为主，促进脾胃运化，使脾胃功能发挥正常的作用。三是健脾促运、调气和胃的治疗思想。忌用甘温补益之品，免滋腻壅滞胀满而致气机不畅，加重病情。沈玉鹏认为，"脾健不在补，贵在运"的思想不仅是对儿科临床治疗学的一大发展，更重要的是对小儿生理病理学的一大阐明，学习和运用好这一理论法则是对培育后天之本，促进小儿正常生长发育和防治多种疾病的一项关键举措。沈玉鹏在这一理论法则下，临证喜用苍术、炮姜、紫苏梗、厚朴等，且注重少而精。

五、佐活血，祛瘀聚，辨治疗效显神奇

活血化瘀是中医历代医家十分重视的治疗方法之一。历代医家认为，血瘀证也有虚实之分。实为血脉不通，重在破血通瘀；虚为血滞不畅，重在和血化瘀。因此，历代医家主张对血瘀证应详审证候主次轻重，应用活血化瘀要与调理脏腑相结合，即在重视血瘀病变的同时，也重视血瘀的整体治疗。

沈玉鹏认为，活血化瘀是以中医辨证为前提、以证候演变为依据的一种遣方用药的治疗大法，有祛风化瘀法、除湿化瘀法、清热活血法、调气活血法、温阳活血法、通窍活血法、通下活血法、养阴活血法等。活血化瘀的目的是功逐瘀滞、祛瘀生新，临证使用时，需要辨证施治。另外，沈玉鹏也很重视古人提出的"治风先治血，血行风自灭"理论。

回顾中医学对血瘀证的认识，继承活血化瘀独特的理论和丰富的经验，结合几十年的临床实践及科室对水蛭的研究，沈玉鹏十余年来应用水蛭救治小儿肺炎、新生儿肺出血、感染性休克等疾病取得了可喜的成效。

六、肺系病证：清泻肺胃郁热，兼顾护阴健脾

小儿"肺常不足"，且肺为娇脏，乃清虚之脏，最易感受外邪，而小儿感邪后易从热化，因为小儿为纯阳之体，疾病变化迅速，如初起风寒证也可迅速转化为寒包火或里热证，临床表现以热证居多。沈玉鹏认为，小儿热邪表证易祛，而肺胃郁热难清，因此在治疗中要特

别重视清泻肺胃郁热。肺热清除，则肺气得以宣发肃降，如咳嗽、喉痹、肺炎喘嗽恢复期、乳蛾后期、感冒等病则获愈。沈玉鹏认为，只要有咽红、久咳、舌质红、苔黄，就考虑因肺胃郁热所致，用泻白散加味治疗。泻白散方出自《小儿药证直诀》，方中桑白皮清泻肺热、止咳平喘；地骨皮协助桑白皮泻肺中伏火，并退虚热；粳米、甘草养胃和中，并防伤肺气。四药配合，泻肺清热而不伤正。沈玉鹏应用其加减治疗多种肺系肺胃郁热而致病变，收到满意效果。沈玉鹏尊"存得一分津液，便有一分生机"的思想，重视养阴保津之法。若津液不足，则机体发生病理改变，进而影响体内正常的生理活动。临证常加用玉竹等以兼顾阴津护卫。另外，小儿脾常不足，肺系病变后往往影响脾的运化功能，以致脾失健运，故沈玉鹏亦非常重视顾护脾胃，常加用运脾开胃之品，使脾气健运、生化有源，病易愈矣。

七、脾系病证：助运、养胃、健脾、导滞

李东垣的《脾胃论》阐发了"人以脾胃中元之气为本"的观点，而小儿有"脾常不足"的生理特点，易虚易实，加之小儿饮食不知自节，常饥饱无常、冷热不均，易损伤脾胃。脾胃病变常表现为水谷受纳运化失常，生化无源，水湿留滞，乳食积滞等。儿科门诊常见的病症有厌食、腹泻、呕吐、便秘等，故常以调理脾胃功能来达到治病的目的。在治疗用药上，沈玉鹏宗"脾健不在补，贵在运"之学术观点，认为脾胃调治之法，不是直补脾胃，而是清除病因，护扶脾胃，助其运化。她认为，运脾药能调整、改善患儿的消化吸收功能，促进机体对营养物质的吸收和利用，因而具有治标、治本的双重意义。例如：对厌食患儿应以运脾开胃为基本法则，沈玉鹏常用异功散加味，党参、茯苓益气健脾，易白术为苍术，加陈皮理气助运，常加神曲、焦山楂开胃消食；对腹泻患儿则以运脾化湿为主，佐以酸敛生津，沈玉鹏常用自拟六神汤和连梅汤化裁，茯苓健脾和中渗湿，山药、白扁豆、薏苡仁健脾化湿，陈皮理气助运，甘草调和气机；对腹痛患儿则缓急止痛，理气运脾，沈玉鹏常用芍药甘草汤加味治疗，赤芍、甘草缓急止

痛，加陈皮、莱菔子理气助运，同时也会加一些消导之品。临床实践证明，沈玉鹏对这些疾病的治疗效果卓著。

八、心系病证：养心益气，鼓动心脉

小儿病毒性心肌炎，多数前期有感冒病史，邪毒由鼻咽而受，卫表而入，首犯于肺，继侵心脉，留滞不去，损及心气、心血。心气不足，难以鼓动心脉，心血亏虚则脉难以充盈，阳不能宣其气，阴无以养其心。心之气阴虚损，则运血无力，心脉瘀阻，从而失去心主血脉的功能而致病。气血衰微则脉气不相接续，日久脉络瘀阻，气血失调，心律因而紊乱，耗伤气阴，心失所养而致心悸等。因"病在脉，调之血"，在治疗小儿心肌炎时，结合小儿生理病理特点，邪毒侵袭心脉后易致气阴两伤，故临床上多是气血兼治。沈玉鹏常用生脉散加味，益气养阴。方中三味药，一补一清一敛而收效，使血脉充盈，心气充足，再佐以活血化瘀之品，以通脉养心，有利于受损心肌的恢复。临床实践证明，沈玉鹏对心系病证的治疗效果颇佳。

第三章 常用经验方

一、固本健脾汤

【组成】生黄芪 15g，炒白术 10g，防风 6g，当归 6g，五味子 6g，制黄精 10g，陈皮 6g，玉竹 10g，煅龙骨 15g，煅牡蛎 15g，桂枝 6g，山药 10g，补骨脂 10g，薏苡仁 10g，生地黄 10g，甘草 6g，焦山楂 10g，女贞子 10g。

【功效】健脾益气，补肺固本。

【主治】主要用于反复呼吸道感染证属肺脾气虚证。症见反复外感，少气懒言，动则多汗，面黄少华，唇口色淡，食少纳呆，大便不调，舌质淡红，脉细无力。

【用法】每剂方药加水浸泡 30 分钟，用大火煎开后改小火煎煮 30 分钟，煎煮 2 次，共 100mL，分 2 次饭后 30 分钟口服。忌生冷、油腻、辛辣及发物。

【方解】本方以玉屏风散为主方加减。黄芪甘温，主入肺、脾经，为补药之长，益肺固表；白术主归脾、胃经，健脾益气，为补气健脾第一要药；《本草正义》释防风"通治一切风邪"，可防风邪、固肌表。黄芪、白术、防风共用益气固表，同为君药。清代徐大椿在《神农本草经百种录》中提出"当归辛香而润，香则走脾，润则补血，故能透入中焦荣气之分，而为补荣之圣药"，当归入心、脾经，补血和营；山药甘平，治诸虚百损，补益脾肺；《药鉴》指出生地黄"又实脾药中二三分，以固脾气，使脾家永不受邪……"，故用生地黄以补土生金；《汤液本草》曰"陈皮，益气利肺"，故以陈皮健脾利肺；《本草思辨录》记载"薏苡仁属土，阳明药也，故能健脾益胃"，故用薏苡仁以健脾气；焦山楂行气健胃，可消一切食积，健运脾胃。当归、山药、生地黄、陈皮、薏苡仁、焦山楂六药同用，补脾益肺，为臣药。桂枝性温味甘，善宣阳气于卫分、畅营血于肌表，故可助卫实表；补骨脂辛温，归脾、肾经，可补脾肾、壮元阳；黄精甘平，入肺、脾、肾经，可补脾气、养肺阴、益肾精；玉竹味甘微寒，与黄精相配，可补肺胃之阴，与桂枝、补骨脂相合，一阴一阳，亦清亦补，宣纳共奏；煅龙骨收敛浮越正气；煅牡蛎味咸而涩，能固精气，合煅龙骨收敛固涩；五味子性温酸咸，专收敛肺气而滋肾水；女贞子甘平而凉，入足少阴经，养阴气、平阴火。桂枝、补骨脂、黄精、玉竹、煅龙骨、煅牡蛎、五味子、女贞子八药同用，金水相生、补肺固本。甘草为使药，甘平，可调和脏腑、贯通阴阳，既能益气补虚，又可调和诸药。全方共奏健脾益气、补肺固本之功。

【加减】气阴不足，加太子参、麦冬、五味子，以加强益气养阴；久病汗出易于伤阴耗液，加乌梅、北沙参，以养阴敛营，顾护阴液；低热，减桂枝、补骨脂，加用牡丹皮、地骨皮、银柴胡，以清虚热；腹胀、便秘、舌苔白厚，可加用厚朴、槟榔、莱菔子，以理气和胃，消食导滞；纳差，加鸡内金、焦神曲、焦麦芽等，以健脾消食。

【临床应用】治疗反复呼吸道感染、支气管哮喘缓解期、消化不良等疾病。

二、杏苏二陈汤

【组成】杏仁10g，紫苏子10g，半夏10g，陈皮10g，茯苓10g，甘草5g。

【功效】健脾祛湿，化痰止咳。

【主治】痰湿蕴肺。症见咳嗽痰多，喉中痰鸣，食纳呆滞，神乏困倦，呕逆，舌质淡红，苔白腻，脉象濡滑等。

【用法】每剂方药加水浸泡30分钟，用大火煎开后改小火煎煮30分钟，煎煮2次，共100mL，分2次饭后30分钟口服。忌生冷、油腻、辛辣及发物。

【方解】杏仁、紫苏子、半夏、陈皮理气化痰；茯苓、甘草健脾运湿。杏仁、紫苏子降气消痰，止咳平喘；半夏，其性辛温而燥，最善燥湿化痰，且能和胃降逆而止呕；辅以陈皮理气燥湿，使气顺而痰消；茯苓健脾渗湿，使湿无所聚，则痰无所生，是兼顾其本之法。

【加减】气虚明显，加黄芪；寒痰为主，加炙麻黄、细辛、干姜，以温肺化痰；热痰明显，加瓜蒌、天竺黄、鱼腥草，以清热化痰；燥热咳嗽，加桑叶、枇杷叶、麦冬；食积，加莱菔子、槟榔、焦山楂、枳实，以消食化痰；顽痰不化，"痰瘀同治"，加水蛭。水蛭药性平和，是祛瘀力强而不伤正的活血祛瘀药，其有多种活性成分，现代药理研究证明可以改善肺微循环，有抗炎作用。

【临床应用】治疗小儿呼吸系统疾病如支气管炎、支气管肺炎痰湿为主者。小儿服药应少量、频服。在药物治疗的同时，要合理膳食，清淡饮食，多喝水，不宜多食辛辣肥甘厚味之品，以免生痰生湿。

三、通窍鼻渊舒

【组成】蜜麻黄5g，杏仁10g，薏苡仁10g，川芎10g，白芷10g，辛夷10g，苍耳子5g，路路通10g，石菖蒲10g，蔓荆子10g，甘草5g。

【功效】疏风宣肺，利湿通窍。

【主治】过敏性鼻炎、腺样体肥大、慢性鼻窦炎。症见鼻塞、喷嚏、流涕、咳嗽，舌质淡，苔白，脉浮紧。

【用法】每剂方药加水浸泡30分钟，用大火煎开后改小火煎煮20分钟，煎煮2次，共100mL，分2次饭后30分钟口服。忌生冷、油腻、辛辣及发物。

【方解】本方在麻杏苡甘汤基础上化裁而来。蜜麻黄辛温，入肺经，功可宣发肺气以承上，通过宣肺止咳、疏风散邪，使邪从表而走；杏仁味苦，能肃降肺气以启下。二者合用，一方面使清气升、浊气降，肺气和则鼻窍通利；另一方面，气化则湿亦化，水道通调，则水湿下输。薏苡仁性甘淡，甘以健脾，淡以渗湿，与蜜麻黄相伍，外散内利，加强利湿消肿之效，有助于消除鼻腔分泌物、减轻鼻甲肿胀。辛夷、苍耳子性味辛温发散，走肺经，祛风通窍，相辅相成，协同增效，为治疗鼻鼽、鼻渊的常用药。现代药理研究表明，辛夷、苍耳子具有抗过敏、抑菌、抗炎和镇痛作用。甘草亦归肺经，既能润肺止咳，又可补脾益气，调和诸药。川芎辛温香窜，走而不守，引药直达病所。白芷辛温，行气祛风，燥湿止痛，通窍排脓。路路通性平，功能驱外邪、畅络脉，邪祛络通，走而不守。石菖蒲芳香化湿，又可化浊祛痰、开窍宁神，使鼻窍机能调达，佐以蔓荆子，清利头目。全方共奏疏风宣肺、利湿通窍之功。

【加减】遣方用药需根据病变特点加减变化。临证时，应当判断有无过敏，鼻涕当分清涕还是浊涕。鼻塞、流清涕、喷嚏明显，可加细辛、干姜，以增强温肺化饮、祛风通窍之功；伴风寒感冒，加用荆芥、防风、白前，以疏风散寒，宣肺止咳；肺脾气虚，受风后症状明显，加黄芪、白术、五味子、防风，以益气固表，补益肺脾；卫表不和，兼有恶风，汗出，加桂枝、白芍，以调和营卫；咽喉肿痛，加用桔梗、牛蒡子、玄参等，以清热解毒，消肿利咽；腺样体肥大，加夏枯草、皂角刺、牡蛎，以化痰软坚散结；伴有眼睛瘙痒、流泪，可加桑叶、菊花、密蒙花，以疏风止痒，清肝明目；咽痒、清嗓子，加用蝉蜕、僵蚕，以祛风利咽；兼有咽痒喉干、久咳不愈，可加用钩藤、薄荷，以疏风清热，利咽止咳；病情缠绵，日久伤阳，可加附子、干姜，以温阳散寒；过敏症状明显，可加用对药乌梅、防风，以祛风抗过敏。

【临床应用】治疗小儿过敏性鼻炎、鼻窦炎、腺样体肥大及慢性扁桃体炎等疾病。

四、运脾消食汤

【组成】太子参 10g，山药 10g，茯苓 10g，苍术 6g，炒薏苡仁 10g，焦山楂 10g，厚朴 6g，焦槟榔 6g，莱菔子 10g，乌梅 10g，枳壳 10g，陈皮 6g，生甘草 6g。

【功效】益气运脾，消食开胃。

【主治】小儿消化不良、厌食、功能性腹痛等属脾虚气滞证。

【用法】每剂方药加水浸泡30分钟，用大火煎开后改小火煎煮20分钟，煎煮2次，共100mL，分2次饭后30分钟口服。忌生冷、油腻、辛辣及发物。

【方解】太子参味甘微苦而性平，入脾、肺经，益气健脾生津；山药味甘性平，补脾气益脾阴。太子参、山药两药配伍，益气健脾，为君药。茯苓、薏苡仁为淡渗清补之品，健脾利水渗湿，且其利水而不伤正，补脾而不滋腻；苍术辛烈温燥，乃燥湿运脾之要药，《珍珠囊》记载"苍术能健胃安脾"；厚朴苦温辛燥，为散满消胀之要药。苍术、厚朴两药相合，既能强脾又兼舒肝，不但燥湿和胃，而且理气消胀。茯苓、薏苡仁、苍术、厚朴四味共奏运脾化湿，理气消胀，共为臣药。焦山楂味酸而甘，主入脾、胃经，为消化油腻肉食积滞之要药；莱菔子性味辛散而利气，甘温和胃以顺降，有良好的消食开胃、行气除胀之效。焦山楂、莱菔子两药合用，共助健脾开胃、消积除胀。陈皮辛苦气香，为理气健脾之佳品；枳壳理气宽中，行滞除胀；焦槟榔辛行苦降，善行胃肠之气。陈皮、枳壳、焦槟榔三药合用，一则防中湿太过阻碍胃气，二则助山楂、莱菔子行气导滞。焦山楂、莱菔子、陈皮、枳壳、焦槟榔五味共为佐药。乌梅味酸涩性平，善能生津液，且其气厚善敛，以防诸药燥热伤津或行气太过；甘草甘平补脾益气，更作调和诸药用。乌梅、甘草共为使药。上方诸药合用，补中寓消、消中有补、补不碍滞、消不伤正，共奏益气运脾、消食开胃之效，可广泛用于各种脾虚气滞引起的消化不良、厌食、功能性腹痛等病症。

【加减】纳差，加木瓜、焦谷芽、鸡内金，以消食开胃；腹痛，加当归、白芍、香附、延胡索，以理气柔肝止痛；便秘，加生白术、郁李仁、当归、火麻仁，以养血润肠通便；便溏，减莱菔子，改山药为炒山药，加诃子、炒白术、莲子、白扁豆，以健脾止泻。

【临床应用】治疗小儿消化不良、厌食、功能性腹痛、慢性腹泻等疾病。

五、固表止汗汤

【组成】黄芪10g,炒白术10g,防风10g,当归10g,生地黄10g,白芍10g,桂枝6g,五味子10g,黄精10g,牡丹皮10g,青蒿10g,焦山楂10g,乌梅10g,附子3g,甘草3g。

【功效】补气健脾,敛肺止汗,滋阴清热。

【主治】气阴两虚所致的自汗、盗汗。

【用法】每剂方药加水浸泡30分钟,用大火煎开后改小火煎煮30分钟,煎煮2次,共150mL,分2次饭后30分钟口服。忌生冷、油腻、辛辣及发物。

【方解】本方由玉屏风散、四物汤、桂枝汤、青蒿鳖甲汤加减化裁而成。黄芪甘温,主入肺、脾经,为补药之长,可益肺固表;炒白术苦甘温,归脾、胃经,健脾益气,为补气健脾第一要药,《本草衍义补遗》记载其"有汗则止,无汗则发";防风辛甘微温,归膀胱、肝、脾经,祛风解表,其微温而不燥,药性较为缓和,防风邪、固肌表。黄芪、炒白术、防风共为君药。当归辛甘温,入心、脾经,补血和营,《本草正义》记载"当归,其味甘而重,故专能补血,其气轻而辛,故又能行血,补中有动,行中有补,诚血中之气药,亦血中之圣药也";《药鉴》指出生地黄"又实脾药中二三分,以固脾气,使脾家永不受邪……",故用生地黄以补土生金;白芍苦酸微寒,敛阴止汗;桂枝性温味甘,善宣阳气于卫分、畅营血于肌表,故可助卫实表,与白芍相伍,调和营卫而敛汗;黄精甘平,入肺、脾、肾经,可补脾气、养肺阴、益肾精;五味子性温酸咸,专收敛肺气而滋肾水。当归、生地黄、白芍、桂枝、黄精、五味子六味共为臣药,以补肺养血,滋阴止汗。青蒿芳香,清热透络,引邪外出;牡丹皮辛苦性凉,泻阴中之伏火,使火退而阴生。青蒿、牡丹皮与生地黄配合,养阴退热以止虚汗。乌梅味酸涩性平,归肺、脾经,可敛肺止汗;焦山楂行气健胃,食积开胃。青蒿、牡丹皮、乌梅、焦山楂四药同为佐药,以清热透邪,健脾敛汗。附子辛甘大热,少量以补火助阳,取其"少火生气"之意;甘草甘平,可调和脏腑、贯通阴阳,既能益气补虚又可调和诸药。附子、甘草共为使药。全方共奏补气健脾、敛肺止汗、滋阴清热之功。

【加减】气阴不足,加太子参、麦冬,以益气养阴;久病汗出易于伤阴耗液,可酌情加北沙参、玉竹、女贞子,以养阴敛营,顾护阴液;自汗明显,加煅龙骨、煅牡蛎、浮小麦,以固精敛汗;低热,减桂枝、附子,加用地骨皮、银柴胡、白薇,以清虚热;腹胀、便秘、舌苔白厚,可加用陈皮、枳壳、厚朴、槟榔、莱菔子,以理气和胃,消食导滞;纳差,加鸡内金、焦神曲、焦麦芽等,以健脾消食。

【临床应用】治疗小儿植物神经紊乱引起的自汗、盗汗等疾病。

六、银翘消瘰丸

【组成】金银花 10g,连翘 10g,玄参 10g,浙贝母 10g,生牡蛎(先煎)15g,柴胡 10g,当归 10g,夏枯草 10g,僵蚕 6g,贯众 10g,焦山楂 10g,生甘草 3g。

【功效】清热解毒,散结消肿。

【主治】热毒蕴结、痰瘀互结所致的急性扁桃体炎、颈部淋巴结炎及化脓性腮腺炎等。

【用法】每剂方药加水浸泡 30 分钟,用大火煎开后改小火煎煮 20 分钟,煎煮 2 次,共 150mL,分 2 次饭后 30 分钟口服。忌生冷、油腻、辛辣及发物。

【方解】金银花甘辛苦寒,归肺、心、胃经,甘润辛散,苦泄寒清,既善清解全身热毒,又具轻宣疏散之性,故温热疫毒,邪在卫气营血各阶段均可应用,《本经逢原》载其"为内外痈肿之要药";连翘性微寒味苦,归肺、心、小肠经,苦寒入心,长于清心火,清热解毒、消痈散结之余,又能防疮毒入心,善治热毒疮痈、重证及瘰疬结核,有"疮家圣药"之称。金银花、连翘两药配伍,并行于上,既增强了透热解表、清热解毒的功效,又能疏通气血,宣导经脉的气血凝滞,以达到消肿散结的目的,共为君药。浙贝母味苦性寒,归肺、心经,以清热化痰、解毒散结之功见长;玄参性微寒,味甘苦咸,归肺、胃、肾经，苦寒而质润，能清热凉血，养阴生津，但苦重于甘，又具咸味，善于解毒散结；夏枯草味辛散结，苦寒泄热，尤善清肝泻火，散结消肿；生牡蛎咸寒，归肝、肾经，善于益阴潜阳，收敛固涩，软坚散结。浙贝母、玄参、夏枯草、生牡蛎四药配伍使用，共为臣药，可以加强君药清热化痰，软坚散结。柴胡芳香微寒，善于疏散退热，又入肝经，可疏泄肝气而解郁结，升举阳气，可引诸药上行；当归辛散温通，为补血活血行瘀之要药；僵蚕不仅可通过祛风达到止痛止痒之效，且其味咸可化痰散结；贯众苦寒，善清气分、血分之热毒，有清热解毒、凉血之效，凡温热毒邪所致之证皆可用之，进一步加强了金银花、连翘的解毒之功。柴胡、当归、僵蚕、贯众共为佐药。焦山楂酸甘微温，消食健胃，行气散瘀；生甘草能清热解毒，润肺利咽，调和诸药性。焦山楂、生甘草两药相配，以增强清热解毒、行气活血之功，且矫正药味，共为使药。中医认为，急性扁桃体炎、淋巴结炎等大多为痰、热、瘀、毒"作祟"，上述诸药合用，有升有降，有清有温，有散有收，共奏清热解毒、化痰散结之效。故可应用于热毒蕴结、痰瘀互结所致的急性扁桃体炎、颈部淋巴结炎及化脓性腮腺炎等。

【加减】咽痛明显，加桔梗、牛蒡子、射干、板蓝根，以增强解毒利咽之功；咽部干痒不适，可加薄荷、蝉蜕、木蝴蝶、青果，疏风祛风以利咽；咽部可见脓性分泌物，加大青叶、天花粉、黄芩、鱼腥草，以增加清热解毒透脓之功；发热明显，可加芦根、白茅根、生石膏、知母、桑叶、枇杷叶，以清热凉血；扁桃体增生明显，加当归、赤芍，以活血消肿；颈部痰核，加皂角刺、胆南星，以增强消肿散结之功；病程日久，痰瘀互结，可加少量三棱、莪术，以增强活血散结之功；纳差，加乌梅、枳壳、槟榔，以消食和胃。

【临床应用】治疗急性扁桃体炎、颈部淋巴结炎、化脓性腮腺炎等疾病。

七、百地逍遥散

【组成】百合10g，生地黄10g，天麻10g，钩藤12g，石菖蒲

10g，郁金 10g，柴胡 6g，当归 10g，白芍 10g，炒白术 10g，醋鳖甲 10g，夜交藤 10g，柏子仁 10g，珍珠母 30g，葛根 10g，甘草 3g。

【功效】养阴清热，平肝息风，豁痰开窍。

【主治】阴虚风动、痰瘀互结所致的抽动障碍、焦虑、抑郁症等。

【用法】每剂方药加水浸泡 30 分钟，用大火煎开后改小火煎煮 30 分钟，煎煮 2 次，共 150mL，分 2 次饭后 30 分钟口服。忌生冷、油腻、辛辣及发物。

【方解】本方由百合地黄汤、逍遥散加减化裁而成。阴虚内热，扰乱心神，心神不宁，则表现为躁动不安、皱眉眨眼、张口歪嘴、摇头耸肩、口出异声秽语等症。百合色白入肺，养肺阴而清气热；生地黄色黑入肾，益心营而清血热。百合、生地黄合用，心肺同治，气血双清，阴复热退，百脉因之调和，故为君药。天麻质地柔润，厚重坚实，能养阴增液，平肝息风；钩藤质地轻薄，清轻走上，善于清热镇痉。天麻、钩藤两药相须为用，共奏清热平肝、息风止痉之效。石菖蒲辛温，开窍豁痰，醒神健脑，化浊开胃；郁金苦寒，凉血清心，行气解郁，祛瘀止痛。石菖蒲、郁金两药参合，一气一血，一温一寒，互相促进，豁痰行气，宣痹止痛，相得益彰，两药均归心经，寒温并用，达到了醒神益智、豁痰开窍的效果。天麻、钩藤、石菖蒲、郁金四药合用，共为臣药。清代医家张秉成曰："夫肝属木，乃生气所寓，为藏血之地，其性刚介，而喜条达，必须水以涵之，土以培之，然后得遂其生长之意。若七情内伤，或六淫外束，犯之则木郁而病变多矣。"故以当归、白芍之养血，以涵其肝；炒白术之补土，以培其本；柴胡辛散气升之物，以顺肝之性，而使之不郁；醋鳖甲咸寒，滋阴潜阳；夜交藤、柏子仁甘平，养心安神；珍珠母咸寒，平肝潜阳、定惊安神。当归、白芍、炒白术、柴胡、醋鳖甲、夜交藤、柏子仁、珍珠母八药合用，共奏养血柔肝、安神定惊之效，共为佐药。葛根性凉，味甘平，生津舒筋，升阳除烦；甘草健脾和中。葛根、甘草共为使药。中医认为，抽动障碍、抑郁、焦虑等大多为风、火、痰、瘀、虚致病，阴不制阳，阴虚风动所致，上述诸药合用，有清有温，有散有收，有气有血，共起养阴清热、平肝息风、豁痰开窍之用。因此可应用于阴虚风动、痰瘀互结所致的抽动障碍、焦虑、抑郁症等。

【加减】抽搐明显，加僵蚕、蝉蜕，以祛风止痉，重者加全蝎、蜈蚣、地龙等虫类药，以息风定惊；挤眉眨眼，加桑叶、菊花、蒺藜、决明子，以清肝明目；咽部不适、清嗓子、发怪声，加玄参、麦冬、桔梗、牛蒡子、木蝴蝶、青果，滋阴清热以利咽；鼻塞不通、耸鼻，加苍耳子、辛夷、白芷，以宣通鼻窍；扭颈、耸肩明显，加桑枝、姜黄、川芎、羌活，以祛风胜湿；夜寐不安，加炒酸枣仁、茯神、远志等，以养血安神；夜惊或夜啼明显，可加蝉蜕、青黛，以息风止痉。

【临床应用】治疗小儿抽动障碍、多动症、抑郁症、焦虑等精神神经系统疾病。

八、益智山药汤

【组成】益智10g，山药15g，五味子10g，桑螵蛸10g，金樱子10g，覆盆子10g，莲须10g，杜仲10g，萆薢10g，麻黄5g，党参10g，甘草6g。

【功效】健脾补肾，固精缩尿止遗。

【主治】脾肾不足之尿频、遗尿证。

【用法】每剂方药加水浸泡30分钟，用大火煎开后改小火煎煮30分钟，煎煮2次，共150mL，分2次饭后30分钟口服。忌生冷、油腻、辛辣及发物。

【方解】本方由缩泉丸、五子衍宗丸加减化裁而成。脾肾亏虚，固摄无权，膀胱失约导致小便频数，遗尿不禁，或滑精等症。益智辛温助阳，温暖下元，补中兼涩，可疗下元不固诸证；山药甘平，归脾、肺、肾经，补肾涩精，补脾益肺。益智、山药两药为君药。五味子性温酸咸，归肺、心、肾经，收敛固涩，益气生津，补肾宁心；桑螵蛸甘咸平，归肝、肾经，甘咸入肾，固精缩尿，补肾助阳；金樱子味酸而涩，功专固敛，涩精缩尿。五味子、桑螵蛸、金樱子三药相合为用，增强补肾涩精，共为臣药。覆盆子甘酸温，归肝、肾、膀胱经，益肾固精缩尿，治疗遗尿、尿频等症；莲须甘涩，归心、肾经，固肾涩精之力专；杜仲甘温，归肝、肾经，补益肝肾，治疗尿频、遗尿；萆薢性味淡薄，入肾、胃二经，尤善利湿而分清别浊，《本草纲目》记萆薢"气味苦平，无毒"，入肝、肾、胃经，治"白浊、茎中痛""遗浊"；麻黄辛温，归肺、膀胱经，其性主散，能醒神开窍，肺为水之上源，宣散肺气，通调水道，下属膀胱。覆盆子、莲须、杜仲、萆薢、麻黄五药共为佐药。党参甘平，归脾、肺经，补脾益肺；甘草甘平，能够益气健脾，也有调和诸药之功。党参、甘草两药达培土制水之效，共为使药。《诸病源候论·小儿杂病·遗尿候》亦云："遗尿者，此由膀胱有冷，不能约于水故也……肾主水，肾气下通于阴，小便者，水液之余也，膀胱为津液之腑，既冷气衰弱，不能约水，故遗尿也。"《金匮翼》指出"肺脾气虚，不能约束水道而病不禁者"。肺主一身之气，宣降气机，通调水道，肺虚则气机失调，气虚不摄；脾肾为先后天之本，又小儿"脾常不足，肾常虚"，脾虚失运则不能运化水湿、通调水道失职，肾虚闭藏失职则不能约束水道，脾肾两虚可作遗尿，故其以健脾补肾、固精止遗为法。上方肺、脾、肾三脏同调，以补肾健脾为主，先后天同调，标本兼治，以健脾补肾，固精缩尿止遗。

【加减】五心烦热，加酸枣仁、牡丹皮、青蒿、山茱萸；嗜寐难醒，加石菖蒲、远志、川芎，以开窍醒神；阴阳失调而梦中遗尿，可用桂枝加龙骨牡蛎汤，以调和阴阳，潜阳摄阴；兼有郁热，加栀子、淡豆豉；兼有痰热，加胆南星、黄芩、鱼腥草、半夏；食少不化，加炒谷芽、焦山楂、鸡内金；便溏，加芡实、诃子、炒白术、炒麦芽等，以健脾化湿，收涩止遗。

【临床应用】治疗儿童功能性遗尿、神经性尿频等疾病。

九、益气凉血汤

【组成】黄芪15g，党参10g，白术12g，茯苓10g，水牛角（先煎）15g，赤芍10g，牡丹皮10g，当归10g，益母草10g，甘草6g。

【功效】健脾益气摄血，清营凉血消斑。

【主治】脾不统血、热犯营血、血热妄行所致的小儿紫癜。

【用法】每剂方药加水浸泡30分钟，用大火煎开后改小火煎煮30分钟，煎煮2次，共150mL，分2次饭后30分钟口服。忌生冷、油腻、辛辣及发物。

【方解】本方由归脾汤合犀角地黄汤加减化裁而成。小儿紫癜亦称紫斑，是小儿常见疾病之一，属西医过敏性紫癜、血小板减少性紫癜范畴，临床上可见紫癜、鼻衄、齿衄，甚则呕血、便血、尿血等症状。小儿脏腑娇嫩，脾脏统血功能尚不成熟，若风热邪毒伺机侵犯营血，迫血妄行，血溢脉外，则发为此病。治疗则以健脾益气摄血，清营凉血消斑为要。黄芪味甘微温，入脾、肺经，长于补气，重在温升，补中益气以摄血，升阳固表以御邪；党参甘平，入脾、肺经，既能益脾胃，化精微，补气生血，又能直接养血，可治气血双亏。黄芪、党参两药合用，补气之效倍增，气旺一则摄血以减少出血，再则生血以防出血太过而出现血虚之证，故共为君药。白术甘温苦燥，入脾、胃经，健脾益气，《本草求真》誉其"为脾脏补气第一要药也"；茯苓淡渗甘补，补气健脾。白术、茯苓两药相须为用，加强巩固主药补气作用。水牛角、赤芍苦寒入血分，善清泄血分热邪，清热解毒，凉血消斑。白术、茯苓、水牛角、赤芍四药合用，共奏健脾益气、凉血止血之功，共为臣药。牡丹皮苦寒清热，辛行苦泄，入血分，清热凉血、活血化瘀之功显著；当归作为"血中圣药"，甘辛温而质润，入肝、心、脾经，甘润以补血，辛散温通以活血。牡丹皮、当归两药合用，补血加以活血，使得补中有动，行中有补，共为佐药。益母草苦泄辛行，主入血分，功善活血，兼可清热解毒，可用于瘀热阻滞之热毒疮肿；甘草味甘性平，强健脾胃，以固中气之虚羸，助药解毒，以调不和之营卫。益母草、甘草共为使药。气为血之帅，血为气之母，脾、胃为气血生化之源。气虚则摄血无力，血溢脉外，气充则摄血有权。以上诸药合用，补气兼清气，补血兼凉血活血，补而不滋腻，清而不伤正，共同发挥了补脾益气、清营凉血之功效，可用于脾不统血、热犯营血、血热妄行所致的小儿紫癜。

【加减】出血量多且明显，可加小蓟炭、藕节炭、蒲黄炭、血余炭，以加强止血；热中有湿，可加薏苡仁、苍术、黄柏、滑石等，以健脾燥湿；关节肿痛，加木瓜、防己、秦艽、牛膝，以祛风通络；腹痛，加乌药、木香、延胡索、川楝子、白芷，以行气止痛；尿血，加仙鹤草、紫草、白茅根、茜草，以凉血止血；大便出血，加地榆炭、槐花，以收敛止血；病程日久，可加三七粉、琥珀，以养血活血。病久中虚，可合用归芪地黄丸，可加阿胶，以益气养阴，养血止血。

【临床应用】治疗过敏性紫癜、血小板减少症等出血性疾病。

十、解表退热方

【组成】金银花10g，连翘10g，板蓝根10g，大青叶10g，贯众10g，石膏（先煎）30g，荆芥10g，淡豆豉10g，柴胡10g，地黄10g，焦山楂10g，生甘草6g。

【功效】疏风解表，清热解毒。

【主治】邪热犯表所致的发热，如上呼吸道感染发热、肺炎初期发热、急性扁桃体炎发热、化脓性腮腺炎发热等。

【用法】石膏先煎30分钟，其余方药加水浸泡30分钟，用大火煎开后改小火煎煮20分钟，煎煮2次，共150mL，分2次饭后30分钟口服。忌生冷、油腻、辛辣及发物。

【方解】金银花甘辛苦寒，归肺、心、胃经，甘润辛散，苦泄寒清，既善清解全身热毒，又具轻宣疏散之性，故温热疫毒，邪在卫气营血各阶段均可应用，《本经逢原》载其"为内外痈肿之要药"；连翘性微寒味苦，归肺、心、小肠经，苦寒入心，长于清心火，清热解毒、消痈散结之余，又能防疮毒入心，善治热毒疮痈、重证及瘰疬结核，有"疮家圣药"之称。重用金银花、连翘，既有辛凉解表，清热解毒的作用，又具有芳香避秽的功效，共为君药。板蓝根、大青叶、贯众均为苦寒之品，清热解毒、凉血之功显著；石膏辛甘大寒，归肺、胃经，清热泻火，可加强清热解毒之功；荆芥、淡豆豉有发散解表之功，若无汗者，可以加大用量，助君药发散表邪，透热外出，此二者虽为辛温之品，但辛而不烈，温而不燥，反佐用之，可增辛散透表之力。板蓝根、大青叶、贯众、石膏、荆芥、淡豆豉六药共为臣药。柴胡芳香微寒，善于疏散退热；地黄苦寒，善清气分、血分之热毒，有清热解毒，凉血之效，凡温热毒邪所致之证皆可用之，进一步加强了金银花、连翘的解毒之功。柴胡、地黄共为佐药。焦山楂酸甘微温，消食健胃，行气散瘀；生甘草能清热解毒，润肺利咽，调和诸药性。焦山楂、生甘草两药相配，以增强清热解毒，行气活血之功，且矫正药味，共为使药。

【加减】咽痛明显，加桔梗、牛蒡子、射干、板蓝根，以增强解毒利咽；咽部干痒不适，可加薄荷、蝉蜕、木蝴蝶、青果，疏风祛风以利咽；咽部可见脓性分泌物，加大青叶、天花粉、黄芩、鱼腥草，以增加清热解毒透脓之功；扁桃体增生明显，加当归、赤芍，以活血消肿；颈部痰核，加皂角刺、胆南星，以增强消肿散结之功；病程日久，痰瘀互结，可加少量三棱、莪术以增强活血散结之功；纳差，加乌梅、枳壳、槟榔，以消食和胃。

【临床应用】治疗急性上呼吸道感染、急性扁桃体炎、化脓性腮腺炎、支气管肺炎初期等引起的发热。

第四章 临床经验

沈玉鹏循古而不泥古,发扬而不离宗,对中医的继承和发扬,有其独到的见解。

第一节 概 述

一、强调理论联系实际,温故知新

沈玉鹏非常重视理论知识的学习,探求医理,孜孜不倦,诊务之余,勤于自学,利用一切空隙时间读书、撰文,强调理论联系实际,一再教诲徒弟要重视学习经典,要深刻理解。中医儿科作为一门独具特色的临床学科,是中医临床医学的一个重要组成部分。早期的中医经典著作《黄帝内经》中就有儿科学的论述,以后的中医儿科各家学说逐步完善了儿科生理病理、辨证论治、立法治方及护养保健等学说,为人们现在的学习提供了可行可信的理论知识。因此,沈玉鹏强调要认真学习经典,总结古人的经验,并且要广泛阅读现代的医学书籍和临床、科研资料报道,以开阔视野、不断更新知识。同时,她鼓励年轻医生要致力于临床实践,认为要通晓古奥精深的中医理论,除了要从书本上获得真知,真正要将别人的经验变成自己的学识,更需在丰富的临床实践中去验证、变通、充实和提高。她在四十多年的医疗实践中,师古而不泥古,对于前人的经验,不是简单地拿来即用,而是加以消化、吸收,进一步反复实践,善于观察、善于总结,主张学用结合、学以致用,从而形成了自己的学术见解。

近年来，沈玉鹏重视国内外中医儿科的发展动态，对于现代医学的诊治理论和方法不仅不排斥，反而尽可能地利用，不断完善自己的思想体系。沈玉鹏认为，中医与西医虽属于不同的理论体系，但救死扶伤、保障人民健康的目的是一致的，所以二者应该结合起来，在中西医结合发展的道路上，各自扬长避短，以科学的态度和实事求是的精神求同存异，为推进我国医学事业的长足发展作出贡献。

二、强调四诊辨证，察舌辨脉

沈玉鹏认为，辨证论治是中医理论的核心。因此，在诊治中，她始终把四诊辨证放在首位。在问诊中，对每个就诊患儿均详细地向家长询问病情经过、饮食习惯、二便等；闻诊则以辨别声音为主；在脉象方面认为儿科较简单，浮、沉、迟、数、有力、无力为儿科基本脉象，切脉时可用"一指定三关"法；望诊则是儿科最为重要的，认为内在病变可以通过面部气色、苗窍等反映出来。因为人体是一个有机的整体，局部的病变可以影响全身，内脏的病变可以从五官、四肢、体表各方面表现出来，这就是钱乙的"面在上，目内证"的理论依据。通过望诊可以诊察疾病在各方面的显现，了解疾病的病因病机，而且可以对疾病的轻重、转归及预后作出推断，从而为辨证论治提供依据，临床简称为观形察色。观形察色包括观神、察色、审体质、别形态，尤以舌象最为主要。沈玉鹏有丰富的临床经验，在舌象方面一个微小的变化往往都能被她及时发现，并将之作为辨证施治的有力依据，制定出切实有效的治疗法则，进而遣方用药，且屡屡收到神奇功效。

三、内服外用皆有所创，兼收并蓄

沈玉鹏遣方用药时，一切见证，二切病因，三切气候，四切体质。药少而力专，从病情需要出发，辨证合理，君、臣、佐、使配伍明确，力求简、便、廉地解决问题；主张小药治大病，用药要恰到好处，过量则损伤正气，不足则无以奏效。她认为，小儿"脾常不足"，故特别顾护脾胃，推崇方剂的灵活运用，不泥于古方，多为经验方，并认为中药汤剂最能反映出中医辨证的用药特点，同时指一方一病，既能治病救人，也可增加患者的病痛。故在临床应用中成药和汤药不能完全替代，必须掌握汤剂和成药的关系而合理用之。

沈玉鹏不仅擅长运用内服汤药，而且认为外用药及灌肠对于小儿也颇为实用。例如：应用铁箍散、三黄膏外敷治疗小儿痄腮、痰核、颈痈等；自拟肠灵液保留灌肠治疗小儿泄泻；中药汤剂保留灌肠辅佐抢救小儿疫毒痢等。临床实践证实，这些运用均有其独特的效果。她还认为，药物可以直达病所，起到局部治疗的作用。这些均反映了沈玉鹏博采众长的治学方法和丰富的临床经验。

第二节 肺系疾病临床经验

一、小儿支气管肺炎的临床经验

小儿肺炎属中医"喘嗽"的范畴，是儿科较常见的疾病之一。小儿脏腑娇嫩，形气未充，卫表不固，极易外感六淫之邪，由口、鼻直接犯肺，闭阻肺气，又因小儿阳常有余，阴常不足，外邪极易从阳化火、化热，呈肺热之象，即便是风寒闭肺，也很快郁而化热转为痰热闭肺。因而，小儿肺炎多表现为风热闭肺及痰热闭肺。数十年来，沈玉鹏自拟麻杏化瘀汤治疗风热、痰热证型支气管肺炎，收到良好效果。

麻杏化瘀汤基本方：炙麻黄6g，杏仁9g，石膏12g，水蛭3g，败酱草9g，甘草3g。

方中以麻杏石甘汤发挥宣肺泄热、化痰定喘的整体作用，就证而言，是辨证施治痰热闭肺型肺炎喘嗽的主方。结合辨病，小儿肺炎时肺内压力不同程度增高，致肺微循环功能障碍，不利于疾病痊愈。辨证时临床即使未见瘀证表现，但仍应考虑有不同程度的血液流滞失调，故麻杏化瘀汤中加水蛭、败酱草活血化瘀，以改善肺部血液循环，减少病变部位的缺血，促进病灶的吸收，符合以中医辨证论治为主，兼顾辨病论治、辨证辨病相结合的原则。因此，麻杏化瘀汤无论从中医学抑或西医学角度来看，都具有广阔的应用前景。实践证明，麻杏化瘀汤与麻杏石甘汤原方相比，确实大大提高了疗效。

同时，小儿痰热壅滞祛除后，肺胃郁热难清，故此期宜清泻肺胃郁热，常用泻白散加减调之。

病案举例：

患者，女，3岁。

2004年3月16日初诊：患儿因"发热、咳嗽3日"来诊。曾服抗生素，效不显，3日来发热，出汗不多，咳嗽，咳痰不爽，喉中有痰，精神欠佳，食纳减，大便尚调，尿黄少，舌质红，苔薄黄，脉细数。查体：体温38.4℃，神清，咽红，双侧扁桃体Ⅰ度肿大，双肺呼吸音粗，可闻及痰鸣音及中小水泡音，心脏听诊无异常。血常规正常。中医诊断：肺炎喘嗽（痰热闭肺）；西医诊断：小儿支气管肺炎。治拟清热宣肺，活血化痰。处方：炙麻黄6g，杏仁9g，生石膏（包煎）12g，水蛭4.5g，败酱草9g，射干9g，紫苏子9g，甘草3g。4剂，煎汤频服。

3月20日二诊：服上药后热退身凉，精神转佳，咳声已爽，喉中仍有痰，食纳仍欠佳，二便调，舌质红，苔薄黄，脉细数。查体：咽仍红，双侧扁桃体Ⅰ度肿大，双肺呼吸音粗，可闻及少许痰鸣音，未闻及水泡音。治宜清热泻肺。泻白散加减调治。处方：桑白皮9g，杏仁9g，射干9g，桔梗6g，地骨皮6g，紫苏子9g，浙贝母9g，柴胡6g，葶苈子9g，鸡内金9g，甘草3g。4剂，煎汤频服。

3月24日三诊：药后咳嗽、喉中痰鸣明显减轻，食纳启，精神佳，二便调，舌质偏红，苔薄黄点剥，脉细数。查体：咽略红，扁桃体不大，双肺呼吸音略粗，双肺干、湿啰音完全吸收。治拟清热泻肺，兼养阴津。二诊方去紫苏子、葶苈子，加玄参9g，玉竹9g，4剂。服药后诸症全消，临床痊愈。

二、小儿迁延性肺炎的临床经验

小儿迁延性肺炎是较难治的疾病之一。由于患儿素体脾虚，感染肺炎后，肺部病灶不易吸收，炎症反复加重，其病程长，咳而痰多，自汗出，多因小儿脏腑娇嫩，脾、肺功能常显不足。肺外合皮毛，为清虚之脏，又为五脏之华盖，司呼吸，主肃降。肺气虚则卫外不固，易感风邪，而致肺失肃降，产生咳嗽。脾主运化，若素体脾虚，运化失司，聚湿生痰，上渍于肺，则见咳嗽痰多。古人曰："脾为生痰之源，肺为贮痰之器。"其肺、脾功能是互相影响的，所以肺脾气虚，使之痰湿阻肺，故应肺脾同治，培土生金。沈玉鹏常用自拟二陈化瘀汤治疗，以健脾益气、肃肺化痰。

二陈化瘀汤基本方：陈皮9g，茯苓9g，半夏6g，杏仁9g，紫苏子9g，水蛭3g，败酱草9g，甘草3g。

方中原二陈汤具有燥湿化痰、健脾理气、和中补土的作用，既是治痰湿之良方，又是和中焦之圣剂；杏仁具有祛痰止咳、下气平喘的功效，紫苏子有下气消痰、润肺宽肠之功，而迁延性肺炎多有血瘀存在，故加水蛭、败酱草活血化瘀，改善肺部血液循环，确有助于提高疗效。

病案举例：

患者，男，2岁8个月。

2004年9月11日初诊：祖母代述，患儿咳嗽已有6个月之久，其间曾2次住院，诊断为肺炎，使用抗生素及中药治疗，病情好转出院。但每遇感冒诱发咳嗽，反复不愈，现咳嗽有痰，神疲多汗，时有低热，纳差，乏力，面色无华，舌质淡红，苔薄白，脉细。胸部X线片示肺纹理增粗、模糊。辨证为肺脾气虚之肺炎喘嗽，治以健脾益气，化痰止咳。处方：陈皮9g，半夏6g，茯苓9g，败酱草9g，杏仁9g，紫苏子6g，水蛭3g，鸡内金9g，神曲9g，甘草3g。10剂，水煎分服。

9月21日二诊：患儿咳嗽减轻，有少许痰，精神好转，食纳增加，仍多汗，面色少华，无发热，舌质淡红，苔薄白，脉细。初诊方加黄芪6g，白术6g，再进12剂。患儿诸症悉除。随访1个月，一切正常。胸部X线片示肺纹理清晰。

三、小儿咳嗽的临床经验

小儿咳嗽，是儿科临床最为常见的证候之一，多由于各种病邪刺激气道而发生。肺主气，司呼吸，外合皮毛。小儿肌肤娇嫩，腠理不密，容易为六淫外邪所感，以致肺气不宣、气道不利而发生咳嗽，同时容易引起肺、胃郁热。咳嗽是肺系的主证，又有"五脏六腑皆令人咳"之说。咳嗽的发生甚为复杂，尤其是过敏性咳嗽，若以治咳之法治疗，其效不佳。本病之咳嗽性质较重，类似顿咳，病程较长，而且反复性大，尤其遇有寒冷、异常气味等不良刺激可诱发并加重病情。本病咳嗽虽重，但痰涎较少，此种咳嗽每于早、晚发作，呈顿呛样咳嗽，缓解后则如同常儿。一般用抗炎、止咳等药物，疗效差，部分患儿若迁延日久，终发为哮吼，使病情更为复杂。久咳不愈，郁火热甚，但正气未伤，沈玉鹏治以清泻肺热，止咳平喘，以泻白散加减治之；而久咳不愈者，正气又伤，以肺脾气虚为主，治以益气健脾止咳，以人参五味子汤加减治之。不可见咳止而骤然停药。

病案举例：

患者，女，3岁。

2005年2月15日初诊：患儿因"咳嗽3月余"来就诊。患儿3月前不慎受凉后出现咳嗽，干咳无痰，呈阵发性顿咳，夜间较重，曾在外院肌内注射青霉素，口服异丙嗪糖浆等，效不显，近日咳嗽加重，遂来诊。查体：面色少华，咽红，心、肺无异常，舌质红，苔薄黄花剥，脉细数。辨证为肺热阴虚咳嗽，治以清泻肺热，养阴止咳。处方：桑白皮9g，杏仁9g，射干9g，沙参9g，地骨皮6g，紫苏梗6g，蝉蜕6g，麦冬6g，葶苈子9g，鸡内金9g，桔梗6g，甘草3g。4剂，水煎分服。

2月18日二诊：咳嗽减轻，夜间咳不甚，仍为阵发性顿咳，舌质红，苔薄黄，脉细数。初诊方加减：桑白皮9g，杏仁9g，射干9g，紫苏子6g，地骨皮6g，神曲9g，陈皮9g，玉竹9g，葶苈子9g，丹参9g，桔梗3g，甘草3g。再4剂，水煎分服。

2月22日三诊：咳嗽明显减轻，晨起偶有咳嗽，舌质红，苔薄略黄，脉细数。二诊方去桔梗、葶苈子，加玉竹9g，继服6剂。诸症全消，医患满意。

四、小儿反复呼吸道感染的临床经验

小儿反复呼吸道感染指在一段时间内小儿反复患感冒、扁桃体炎、支气管炎、肺炎等呼吸道疾病。随着社会发展，生活环境及饮食习惯的改变，其发病率有逐年上升的趋势，已成为儿科临床常见病、多发病。其病因及发病机制比较复杂，西医认为与免疫力低下或紊乱及维生素、微量元素缺乏有关。复杂的成因为预防、治疗带来了困难。西医治疗本病主要采取对症处理，调节机体免疫、补充维生素及微量元素等。

（一）察病机，脏腑虚损是关键

小儿反复呼吸道感染的临床特点是常年反复发作，缠绵难愈，愈而不久即复发。沈玉鹏认为，这与小儿独特的生理病理特点有着密切的联系。其一，《小儿药证直诀·变蒸》曰："五脏六腑，成而未全……全而未壮。"小儿脏腑娇嫩，形气未充，机体各系统、器官的形态及生理功能尚处于不断成熟和不断完善的过程中，尤其表现在"肺常不足""脾常不足"。感受外邪，邪从皮毛或口、鼻而入，均先伤及肺、脾。生理特点使小儿抵抗病邪的能力较差，从而导致其发病容易、传变迅速。其二，俗话说"四时欲得小儿安，常要三分饥与寒"，然家长多予重衣厚帽或骄纵其嗜食生冷寒凉、辛辣刺激、油腻多脂之品等，造成小儿肌薄体弱，易于感邪。其三，随着抗生素等药物在临床普及，患儿每于外感多以此类药物处理，久之加重脾胃虚弱，故致食欲降低，形体瘦弱，更易于感邪。病性多为本虚标实，其发病"关键不在邪多，而在正气不足"。脾与肺是母子关系，"脾胃虚则肺先受病"。卫气根源于下焦，滋养于中焦，升发于上焦，故卫气功能的强弱直接受脾、胃影响。脾气旺盛，运化有力，气血充足上蕴于肺，卫气方能发挥充皮肤、实腠理、司开合的作用。若脾胃虚弱，土不生金，肺失所养，肺卫不足，营阴不能内守，腠理疏松，卫外失固，稍有外邪侵袭入里，则发为反复呼吸道感染。

（二）审病因，内外合邪是基础

《素问·经脉别论》曰"饮入于胃，游溢精气，上输于脾。脾气散精，上归于肺，通调水道，下输膀胱。水精四布，五经并行……"，诠释了肺、脾、肾、三焦在水液代谢中的重要作用。小儿反复呼吸道感染，因先天不足或后天失养反复外感，致使肺、脾、肾三脏常不足，而此三脏又与水液代谢密切相关，若感受外邪，合于内伤，水液代谢失常，易酿生痰浊。"痰为百病之源"，沈玉鹏认为，痰形成后主要停伏于肺、胃和肠，阻滞气机而变生百病，若阻于肺道，肃降无权，并因卫外不固，而更易受外邪的侵袭而反复。此外，叶天士言："久发、频发之恙，必伤及络，络乃聚血之所，久病必瘀闭。"小儿反复呼吸道感染，致肺气虚耗，然肺朝百脉而主治节，气不足则血不运，不运则易瘀，瘀久则新血不生，肺失所养，其气更虚，反反复复，由虚致瘀，由瘀致虚，终致小儿反复呼吸道感染缠绵难愈。加之正气虚损、外感六淫、饮食积滞等因素，与痰、瘀相之为伍，导致小儿呼吸道感染反复发作，迁延难愈。

（三）精辨证，分期论治是根本

小儿反复呼吸道感染应当分清急性发作期、临床缓解期、恢复期。急性发作期以邪实为主，治以祛邪为先；临床缓解期正虚邪恋，治以扶正为主，兼以祛邪；恢复期以正虚为主，治以固本为要。急性发作期的患儿每次发病的直接原因大多与外感有关。因此，本期应以驱散外邪与化痰活血相结合，沈玉鹏在临床上以疏风清热、化痰止咳、活血益气为大法，以荆防败毒散合二陈汤或银翘散合二陈汤为基础方进行加减，活血用水蛭、当归。临床缓解期的患儿以咳嗽、痰多、食纳差、气虚多汗为典型特点，故沈玉鹏以二陈化瘀汤合玉屏风散为基础方进行加减，因势利导，化痰祛瘀，健脾益气。恢复期的患儿以肺、脾、肾三脏不足为本，故补脾益气并清伏留痰瘀。沈玉鹏认为，本病的根本原因为肺、脾、肾三脏虚弱，但临床责之于肺、脾虚弱的十有八九，治疗上往往应侧重健脾补肺，同时据其病机要清除伏留痰瘀之宿根，方能取得可靠疗效。常用桂枝龙骨牡蛎汤、玉屏风散、二陈汤加水蛭、当归为主方。方中桂枝、白芍调和营卫；龙骨、牡蛎敛肺止汗；黄芪、太子参、白术、防风益气固本；茯苓、陈皮、法半夏理气助运、健脾化痰，并可寓通于补，使补而不滞。沈玉鹏指出，水蛭活血而不伤正，正如张锡纯赞曰："破瘀血而不伤新血，纯系水之精华生成，于气分丝毫无损，而瘀血默消于无形，真良药也。"故加当归、水蛭，以养血活血，祛瘀生新；适当佐以焦山楂，消食导滞，祛除积滞；若反复发作，病久及肾，肾阳不足，则加山茱萸以补肾阳而助脾阳，且山茱萸补肾扶元，其既能补肾强体，又可收敛固涩，补而不留邪，恰合正气已虚而痰瘀或外邪未净之病机。

五、小儿过敏性鼻炎的临床经验

过敏性鼻炎，也称变应性鼻炎，是特应性个体接触致敏原后释放由免疫球蛋白E（IgE）介导的组胺等介质，并由多种免疫活性细胞和细胞因子等参与的鼻黏膜变态反应性疾病。临床以鼻塞、鼻痒、喷嚏、流涕等为主要表现，可发于任何年龄，属全身性疾病。近年来，小儿过敏性鼻炎发病率明显上升，严重影响了患儿的生活质量。因小儿过敏性鼻炎症状易与普通感冒混淆，从而造成发病后得不到及时、正确的诊断和治疗，而过敏性鼻炎也是哮喘等重大疾病的诱发因素，故备受临床关注。目前，西医学常选用糖皮质激素、H_2受体拮抗剂及白三烯受体拮抗剂等进行抗过敏治疗，虽然能在一定程度上缓解临床症状，但病情容易反复。沈玉鹏在诊治疾病中重视调护肺、脾，善用经方，临床应用麻杏苡甘汤加减治疗小儿过敏性鼻炎，效果显著。

（一）审病因，细辨证，风寒湿热是为标

过敏性鼻炎属于中医学"鼻鼽""鼽嚏"等疾病范畴。《素问·脉解》记载："所谓客孙脉则头痛鼻鼽腹肿者，阳明并于上，上者则其孙络太阴也，故头痛鼻鼽腹肿也。"过敏性鼻炎以鼻塞、鼻痒、喷嚏、流涕等为主要特征，起病急、发病快、易反复发作。因遇邪即发，尤喜感风而作，这与风邪为阳邪、其性主动、善行而数变的性质和致病特点相似。然而，风为百病之长，常兼他邪侵袭人体致病。因风邪兼

夹邪气的不同而有清水样涕、黄涕或白色黏涕，清晨或遇风寒则症状加剧或反复发作等不同的临床表现。如《济生良方·鼻门》所言："冷则脑髓流注，或风冷随气，入于经上，贯于脑下，注于鼻则涕下不能自收，谓之流涕。或冷滞气塞，鼻则不闻香臭，于是为鼻。"《诸病源候论·鼻病诸候》曰："夫津液涕唾，得热即干燥，得冷则流溢，不能自收。……肺气通于鼻，其脏有冷，冷随气入乘于鼻，故鼻气不宣调，津液壅塞，而为鼻齃。"《景岳全书》亦云："凡由风寒而鼻塞者，以塞闭腠理，则经络壅塞而多鼻齃嚏。"鼻为肺之门户，故风邪夹寒夹湿，侵袭太阳，肺之清窍为之闭塞，则鼻痒喷嚏以生，鼻塞流涕而发。因此，沈玉鹏认为，过敏性鼻炎的病机以外感风寒湿邪为主，却不独为寒所伤，又常夹有郁热，清涕涌出鼻腔实为火性急迫、肺失通调、清涕来不及化为浊涕所致，正如金代刘完素《素问玄机原病式》说："嚏，鼻中因痒而气喷作于声也，鼻为肺窍，痒为火化，心火邪热，干于阳明，发于鼻而痒，则嚏也。"因此，沈玉鹏在临床辨证时特别重视病因辨证，重视风寒之邪，同时兼顾湿、热。

（二）查病机，辨五脏，肺脾气虚是根本

沈玉鹏指出，在小儿过敏性鼻炎的辨证过程中，不仅要重视外因，亦要重视内因。小儿脏腑娇嫩，易寒易热、易实易虚，脾常不足、肺常虚，易受外邪而发病，故临床辨证时重视脏腑辨证。《灵枢经·本神》记载"肺气虚则鼻塞不利少气"，肺主气，司呼吸，五行归属为金；脾为气血生化之源，五行归属为土。土生金，即肺脏所敷布的津气，要靠脾之健运，水谷精微的不断充养。《素问·经脉别论》明确记载："饮入于胃，游溢精气，上输于脾。脾气散精，上归于肺，通调水道，下输膀胱。水精四布，五经并行……"由于脾、肺二脏在气和津液方面有着密切的关系，在生理上脾对肺有滋养作用，因此肺、脾在病理上互相影响。若饮食不节，饥饱失常，或情志不和，忧思伤脾，或劳倦过度，伤及脾气，日久致脾气虚弱，脾虚损及肺气，致肺气不足，肺失宣降，津液停聚，寒湿久凝鼻部而发病。脾虚则土不生金，肺气亦虚，卫表不固，不耐风寒异气侵袭，故喷嚏阵发、鼻痒、

喷嚏、流清涕；脾虚土壅，湿浊内郁，上犯清窍不利，则鼻胀、头重、头昏、鼻黏膜肿胀苍白或淡暗，并伴有倦怠懒言、气短音低、面色白、脉虚、自汗等肺脾气虚的症状。正如《素问·玉机真藏论》记载："中央土以灌四傍……其不及，则令人九窍不通……"因此脾肺气虚、营卫不和及外邪入侵是过敏性鼻炎反复发作的内外因素。

（三）抓主证，选主方，麻杏苡甘是良方

沈玉鹏指出，过敏性鼻炎因肺脾气虚，感受风寒湿邪而为病，故以疏风宣肺，健脾利湿为治法。麻杏苡甘汤始见于《金匮要略·痉湿暍病脉证》："病者一身尽疼，发热，日晡所剧者，名风湿。此病伤于汗出当风，或久伤取冷所致也，可与麻黄杏仁薏苡甘草汤（麻杏苡甘汤）。"此方因贪食生冷，中阳失运，致风湿郁阻经脉而设。麻黄辛温，入肺经，可宣肺止咳、疏风散邪，使邪从表而走；苦杏仁味苦而降，合麻黄宣降肺气、通调水道，使水湿下输；薏苡仁性甘淡，甘以健脾，淡以渗湿，微寒而不伤胃，补脾而不滋腻；甘草亦归肺经，既能润肺止咳，又可补脾益气，调和诸药。薏苡仁得麻黄之宣散使清阳得升，得苦杏仁之宣降则浊阴得降，得甘草之调和则益气安中。四药相配，共奏宣肺通窍、利湿止咳之功。

（四）顾兼症，活加减，善用对药效更佳

沈玉鹏在临床上应用麻杏苡甘汤治疗小儿过敏性鼻炎时，常根据患儿临床表现随症加减，收效甚捷。鼻塞、流清涕、喷嚏明显者，加细辛、辛夷、苍耳子，以增强祛风通窍之效；伴风寒感冒者，加荆芥、防风、白前疏风散寒、宣肺止咳；肺脾气虚，受风后症状明显者，加黄芪、白术、五味子、防风益气固表、补益肺脾；卫表不和，兼有恶风、汗出者，加桂枝、白芍调和营卫；伴头痛者，加白芷、川芎祛风止痛；咽喉肿痛者，加金银花、连翘、玄参等清热解毒、消肿利咽；腺样体肥大者，加夏枯草、皂角刺、牡蛎化痰软坚散结；眼睛瘙痒、流泪者，加桑叶、菊花、密蒙花疏风止痒、清肝明目；咽痒、清嗓子者，加蝉蜕、僵蚕祛风利咽；兼咽痒喉干、久咳不愈者，加钩藤、薄荷疏风清热、利咽止咳；病情缠绵，日久伤阳者，可加附子、干姜温阳散

寒；鼻塞、头晕明显者，加对药路路通、石菖蒲，路路通驱外邪、畅络脉，邪祛络通，走而不守，石菖蒲芳香化湿、化浊祛痰、开窍宁神，《神农本草经》记载石菖蒲具有"开心孔，通九窍，明耳目，通声音"的功效，故二者相配使鼻窍通气功能恢复正常，且现代药理学研究显示，路路通、石菖蒲提取物有多种解痉平喘成分；过敏症状明显者，加对药乌梅、防风，防风辛温，气薄升浮，激发中气，祛周身之风，以升散祛风为主，乌梅酸涩，清凉生津，敛肺和胃，抗过敏，以酸敛肺和胃之要，两药伍用，一散一收，相互制约，相互为用，具有祛风抗过敏的作用，现代药理学研究显示该药通过抑制肥大细胞蛋白激酶B和细胞外信号调节蛋白的表达，阻断肥大细胞分泌白细胞介素-4（IL-4），从而达到抗过敏的作用。

（五）典型病例

病案举例1：

患者，女，8岁。

2018年9月8日初诊：因"流涕、喷嚏、眼部瘙痒、流泪1周余"就诊。患儿平素体弱，1周前受凉后出现流清涕、打喷嚏，晨起明显，鼻塞，恶风，时有咳嗽，咽痒，不喘，纳可，二便尚可，曾使用抗过敏药及鼻喷剂治疗，控制不佳。刻下症见神志清，精神尚可，眼部瘙痒流泪，鼻塞、喷嚏，流清涕，咽痒，无充血，心、肺（-），舌淡红，苔薄白，脉滑。西医诊断：过敏性鼻炎；中医诊断：鼻鼽，证属肺脾气虚、外邪袭表。治以疏风宣肺，宣通鼻窍，方用麻杏苡甘汤加味。处方：麻黄5g，苦杏仁10g，炒薏苡仁15g，路路通10g，石菖蒲10g，辛夷（包煎）5g，苍耳子10g，川芎10g，白芷10g，乌梅10g，防风10g，干姜5g，五味子5g，荆芥10g，甘草5g。3剂，水煎，分3~4次温服。并嘱避风寒，忌生冷、油腻、辛辣及发物。

9月12日二诊：眼部瘙痒流泪消失，喷嚏，晨起明显，鼻塞、流清涕较前好转，咽痒，无咳嗽，食纳可，睡眠可，二便调，舌尖红，苔白，脉滑。初诊方减荆芥、干姜、五味子，加紫苏梗10g，银柴胡10g，蝉蜕10g，升麻5g。3剂，用法同前。

9月16日三诊：流清涕明显减轻，无喷嚏、咽痒、咳嗽，食纳可，睡眠可，二便调，舌淡，苔白，脉滑。二诊方减紫苏梗、银柴胡、蝉蜕，加连翘10g，僵蚕10g，细辛3g。4剂，用法同前。

9月20日四诊：晨起偶有流涕，无明显鼻塞、咳嗽，食纳可，睡眠可，二便调，舌淡，苔白，脉弦。三诊方减苍耳子、连翘、僵蚕，加黄芪15g，山药10g，白术10g，五味子5g。6剂，用法同前。服药后流涕消失，随访半年无复发。

病案举例2：

患者，女，7岁。

2020年10月12日初诊：因"鼻塞、鼻痒、流涕10余日"就诊。患儿既往有哮喘病史，10日前受凉后出现鼻塞、鼻痒、喷嚏、流涕，夜间鼻塞明显，张口呼吸，口服抗过敏药及鼻喷剂等治疗，效果欠佳。刻下症见神志清，精神尚可，面色㿠白，怕冷，鼻塞、喷嚏，流清涕，食纳可，睡眠可，二便调，咽部无充血，心、肺（-），舌淡胖，有齿痕，苔白，脉沉细。西医诊断：过敏性鼻炎；中医诊断：鼻鼽，证属脾肾虚弱、外邪袭表。治以宣肺通窍，温阳健脾，方用麻杏苡甘汤加味。处方：麻黄5g，苦杏仁10g，炒薏苡仁20g，路路通10g，石菖蒲10g，辛夷（包煎）6g，苍耳子10g，川芎10g，白芷10g，细辛2g，桂枝10g，白芍10g，干姜6g，五味子6g，甘草3g。4剂，水煎，分3次温服。嘱忌生冷、油腻、辛辣及发物。

10月17日二诊：鼻塞减轻，夜间无张口呼吸，流涕、喷嚏减少，食纳可，睡眠可，二便调，舌淡，苔白，脉细。初诊方减细辛，加黄芪15g，白术10g，防风6g，乌梅10g，加强益气固表之功。6剂，用法同前。

10月24日三诊：鼻塞、流涕、喷嚏缓解，食纳可，睡眠可，二便调，舌淡，苔白，脉细。方以六君子汤合玉屏风散加减以善后。处方：黄芪15g，白术10g，防风6g，陈皮6g，法半夏6g，茯苓10g，太子参6g，川芎6g，白芷6g，路路通10g，石菖蒲10g，甘草6g。6剂，用法同前。随访未再复发。

第三节 脾系疾病临床经验

一、小儿厌食的临床经验

厌食是以较长时间厌恶进食、食量减少为特征的一种小儿常见病症。中医古代文献中无小儿厌食的病名，但文献所载"不思食""不嗜食""不饥不纳""恶食"等病症的表现与本病相似。

本病可发生于任何季节，但夏季暑湿当令之时，可使症状加重。各年龄段儿童均可发病，以1~6岁小儿多见，且城市儿童的发病率较高。患儿除食欲不振外，一般无其他明显不适，预后良好，但长期不愈者，可使气血生化乏源，抗病能力低下，而易患他病，甚至影响生长发育，转为疳证。随着现代生活质量的提高，很多家长及保育人员缺乏科学合理的育儿知识，片面追求高营养的膳食，任其过食肥甘厚腻、任意滋补，或纵其所好，肆意索取零食，偏食、嗜食，或饮食无节制，饥饱无度，进食杂乱，导致小儿膳食成分、结构不合理。日积月累则引起小儿食欲不振，或食欲减退、见食不贪，甚则厌恶进食等一系列慢性消化功能紊乱症状。西医治疗本病主要采取对症处理，补充益生菌调节肠道菌群，但疗效欠佳。沈玉鹏对脾胃气虚型小儿厌食有独到的认识，疗效显著。

（一）察病机

小儿"脏腑娇嫩，形气未充"且"稚阴稚阳"，五脏六腑皆属不足，尤以"脾常不足"为著，加之喂养不当、饥饱失常、所愿不遂等因素易损伤脾、胃，加重脾胃虚弱，导致脾气渐虚，运化乏力，则食量减少，厌恶进食，发为厌食；小儿体属"纯阳"，生长发育迅速，对营养的需求量较大，小儿同时是"稚阴稚阳"之体，脾、胃的运化功能尚不健全。这时脾、胃功能的相对不足和小儿机体对物质的高需求便形成了矛盾，此矛盾是小儿厌食发生的潜在原因。若素体阴虚或病后伤津，过食辛燥肥甘、蕴热灼津等均可导致胃阴亏乏，失于濡养而食欲不振，亦发为厌食。

沈玉鹏认为，其病机关键在于脾失健运。脾、胃相为表里，脾主运化，胃主受纳；脾为阴土，得阳则运；胃为阳土，得阴则和；脾胃调和，方能知五谷饮食之味。本病证候有偏于脾、胃运化功能失调和偏于脾、胃气阴的虚弱。偶有多食或有湿滞，又可形成虚实夹杂的证候。厌食一般属于脾、胃轻证，证候表现多与脾、胃失调有关，全身症状不重。

（二）审病因

厌食的主要病因为脾胃虚弱、喂养不当、过食生冷油腻之物，或过服滋补之品阻碍胃气，或感受外邪、他病伤脾、用药不当，脾、胃功能失调，导致胃不思纳而成。故临床以虚证居多，病变部位主要在脾、胃，一般不累及他脏。

（三）论治则

沈玉鹏认为，脾主运化，为运转之枢纽，单纯补益之法易塞滞气机，碍脾运化，使病迁延，而消导之法易损脾伤正，故治疗应顺应其性，方可收效。临证时主张采用"运脾"之法，与"脾健不在补，贵在运"学术观点甚合。临证灵活运用消食助运、燥湿助运、理气助运、活血助运等"运脾法"。

消食助运多采用莱菔子、厚朴、谷芽、麦芽、山楂、神曲等；燥湿助运常采用苍术、佩兰、藿香、半夏、陈皮等轻清之剂，解脾气之困，拨清灵脏气，以恢复转运之机；理气助运多采用佛手、枳壳、白芍、郁金，以平肝抑木、疏肝理气；病久入络者，予三棱、莪术以活血助运。上述运脾四法不是孤立的，应随证联合应用，方可万全。厌食之治疗原则以和为贵、以运为健，治宜以轻清之剂解脾气之困，拨清灵脏气以恢复转运之机，使脾胃调和，脾运复健，则胃纳自开；还应注意稍加消导之品以梳理气机，消食醒胃，化湿宽中。

病案举例：

患者，女，1岁2个月。

2004年6月15日初诊：因"厌食2月余"来诊。其母亲述患儿

2个月来不思饮食，消瘦，每日仅饮约500mL牛乳，常伴腹部不适。查体：体重7kg，精神尚可，面色少华，消瘦，手足心热，心、肺、腹均无明显异常，舌质淡红，苔白略厚，指纹沉红过风关。治以运脾益气，开胃导滞。处方：太子参6g，苍术4.5g，茯苓9g，陈皮9g，姜半夏4.5g，焦山楂12g，谷芽9g，当归6g，莱菔子6g，甘草3g。水煎2次，兑匀，分次频服。先4剂。嘱家长节制甘甜，增进蔬菜。

6月19日二诊：患儿食纳略增，面色有华，仍消瘦，手足心热减轻，仍腹部不适，舌质淡红，苔白。初诊方加减：太子参9g，苍术4.5g，茯苓9g，陈皮9g，莱菔子6g，赤芍12g，焦山楂9g，谷芽9g，鸡内金9g，甘草3g。水煎频服。服用1个月，患儿病情明显好转，食纳启，大便调。二诊方苍术改白术（6g），加当归6g，继服1个月，患儿体重增加至8.5kg，面色红润，食纳有味。守方又进半个月以巩固其效。

二、小儿脾虚泄泻的临床经验

（一）小儿脾虚泄泻病机制论依据

1. 泄泻之本源于脾胃

中医认为，小儿泄泻的产生以脾胃虚弱为主，病邪居次。小儿脾、胃薄弱，无论感受外邪、内伤乳食，均可导致脾、胃运化功能失调而发生泄泻。本病主要病变在脾、胃，病机关键是脾胃虚弱，脾虚湿盛。正如张景岳曰："泄泻之本，源于脾胃。"究其腹泻之病因，不外饮食不洁、外感时邪及脾胃虚弱三个方面。脾胃虚弱而易受外邪、饮食、情志等因素的影响。因脾主运化水湿和水谷精微，胃主受纳腐熟水谷，若脾、胃受病，则饮食入胃之后，水谷不化，精微不布，清浊不分，合污而下，致成泄泻。诚如《幼幼集成·泄泻证治》曰："夫泄泻之本，无不由于脾胃。盖胃为水谷之海，而脾主运化，使脾健胃和，则水谷腐化而为气血以行荣卫。若饮食失节，寒温不调，以致脾胃受伤，则水反为湿，谷反为滞，精华气不能输化，乃致合污下降，而泄泻作矣。"小儿由于先天禀赋不足或后天调护失宜，加之小儿素体脾虚，脾胃虚弱，胃弱则腐熟无能，脾虚则运化失职，不能分清别浊，故而水反为湿，谷反为滞，合污而下，而成泄泻。

2. 小儿脾胃生理功能相辅相成，互根互用

脾、胃同居中焦，以膜相连，互为表里。在生理功能上，脾主运化，胃主受纳；腐熟水谷，其功能如《灵枢经·玉版》："人之所受气者，谷也。谷之所注者，胃也。胃者，水谷气血之海也。"胃为六腑之一，以通为用，故胃气以通降为和，降浊是受纳的前期，脾气升而胃气降，脾、胃气机升降有序，两者相辅相成，才能保证脾、胃受纳运化的正常生理功能，共同维持人体正常的消化吸收及排泄功能。在病理情况下，脾、胃常常同病。一方面，小儿脏腑娇嫩，形气未充，脾、胃发育未臻完善，其脾、胃之体成而未全，全而未壮，加上小儿饮食不知自节、调护失宜易损伤小儿脾、胃，使其脾胃虚弱，脾、胃运化功能失调；另一方面，小儿脾常不足，肠、胃娇嫩，这种脾常不足不完全是虚证，而是在生理上表现为脾、胃功能尚未健全，而机体对水谷精微的需求尤表现为迫切的状态。脾虚不能运化，而致水湿内生，气机失调；而气机不调，湿邪不化，困遏中土，脾气愈虚。二者互相影响，互为因果，以致脾、胃日益衰弱，病久迁延难愈。

脾为五脏之源，胃为六腑之本，胃气弱则百病生，脾阴足而万邪息，节戒饮食，乃却病之良方。脾、胃是一对具有升降、燥湿、纳化协调的脏腑，对脾来说利（化）湿即和脾，升脾阳则健运；对胃来说，和胃即清胃。在病理上则表现为既有实证也有虚证，且虚实夹杂。因此，对于小儿的调护需要特别注意祛邪（泻实）和扶正（补虚）的关系，做到祛邪不伤正，补而不碍滞，真正起到理脾助运的目的。对脾、胃生理功能病理变化的理解，在治疗泄泻中有助于提纲挈领、直中要害。

（二）"运脾法"治疗小儿脾虚泄泻思想理论依据

著名中医儿科专家江育仁认为，小儿泄泻主要是湿邪为患，尤以夏、秋两季为多，外感湿热之邪熏蒸，困阻中焦。小儿脾、胃素虚，饮食不当可以影响脾、胃的运化功能，使其运化水湿和运化水谷的功能发生障碍，从而引起湿浊之邪停滞，故有脾虚生内湿之说。外湿与

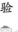

内湿相合，湿热困脾，导致脾、胃气机升降及运化失常，湿热下迫大肠，此为本病的病理关键。对此，江育仁提出了"脾健贵在运"的学术思想，指出小儿脾、胃以运为常，运则健，不运则病，并总结出"运脾法"调治小儿脾胃病，具有补中寓消、消中有补，补不碍滞、消不伤正的作用。"消"是消除致病因素，消除阻碍脾、胃正常纳运的各种致病因子，以及因脾、胃纳运失常而产生的各种病理产物如湿、食、滞等；"补"是促进脾、胃功能的恢复，使之达到健运的正常状态。具体来讲，脾喜燥恶湿，湿阻中焦则脾气受遏，脾阳失展，运化无权；脾喜运恶滞，乳食积滞，内停不化，则脾、胃气机升降不畅，清浊不能分消，纳运之机失常；脾喜舒而恶郁，若湿阻气滞、食积气滞等，中焦气机不利，脾气不展；脾喜温而恶寒，泄泻日久，脾阳不振，蒸腾鼓动无力，水谷难以腐熟转输。

　　江育仁认为，小儿体质特点为"脾常不足"，由于小儿脾气未充、运化力弱，而生长发育迅速，对水谷营养的需求量又高，加之喂养方法不当，饮食的过量与不足，或突然改变饮食品种，盲目增加过高的营养物质，超越正常的脾胃耐受能力；或先天禀赋不足、气候环境的变迁皆能影响和导致脾失运化，而发生种种的脾胃病。泄泻是小儿时期常见的脾胃病之一，其病理机制无不与脾运胃纳、脾升胃降的功能有关。例如：脾运失健，胃不受纳，造成厌食；食积中焦，运化失司，产生积滞；脾胃壅滞，气机不利，引起腹痛；脾失升清，合污下流，形成泄泻等。此皆脾、胃病变，亦皆与脾运失健有关。而运化失健证则主要为湿困脾土，食积伤脾、脾胃气滞、脾阳不运等因素造成脾主运化的功能失调。

　　江育仁还认为，小儿泄泻的发生与脾失健运密切相关，治疗方面偏补则壅碍气机，峻消则损脾伤正。因此，江育仁提出"运脾法"是治疗本病的根本大法。"运"有行、转、旋、动之义，有动而不息的特征。"运脾法"的本质就是调和脾胃，扶助运化，以祛除影响脾运的病理因素，恢复脾主运化的生理功能。正如张隐庵在《本草崇原》中所说："凡欲运脾，则用苍术。"鉴于此，江育仁研制了一号止泻散（苍术炭、山楂炭）、二号止泻散（苍术炭、山楂炭、炮姜炭）及三号止泻散（葛根芩连汤加味制成）。临床应用多以一号止泻散为基本方，属于偏湿盛的腹泻治则单用一号止泻以散燥湿、运脾和胃；属于伤食泻者治用一号止泻散加鸡内金粉、陈皮粉、麦芽粉以消食化积、运脾止泻；属于湿热泻者治用一号止泻散加三号止泻散以清肠化湿、运脾止泻；对脾虚泻者用二号止泻散以温运脾阳而治。

沈玉鹏在治疗小儿泄泻方面经验颇丰，辨证准确，组方经典，应用六神汤健脾益气、渗湿止泻，而每获良效。沈玉鹏认为，小儿气血未充，脏腑娇嫩，突出表现为"脾常不足"，脾、胃功能薄弱，病理上又有"易虚易实，易寒易热"的特点。因此，小儿泄泻的发生并不单纯为感受外邪、内伤饮食或脾胃虚弱等某一个单一因素，而是多种因素共同作用的综合性表现。但其根源是脾胃虚弱，运化无力，健运失司。沈玉鹏还认为，小儿脏腑娇嫩，气血未充，脾胃虚弱在小儿泄泻的发病中贯穿始终，因此有"因虚致泻，因泻致虚"之说。足见"脾虚"与"泄泻"相互为用、互为因果。沈玉鹏在治疗本病时认为，小儿脾、胃本薄弱，纯补则易于壅阻而阻滞脾运，过清又易于克伐而损伤脾气，因此调和脾胃、扶助运化的"运脾法"在治疗小儿泄泻方面尤为重要。

（三）脾虚泄泻的选方规律

1. 据证选方

历代儿科医家治疗小儿久泻（包括脾虚泄泻）创造了不少有效、可行之方剂，这些方剂是在辨证立法的基础上创立的。《医学阶梯》中言："仲景用方惟在用法，乃法在方之先，方又在法之后，而方法相合，如鼓之应杵也。"据证选方集中体现了医者的学术见识，反映出医者的临证经验。

归纳古代医家治疗脾虚泄泻选方的一般规律：脾胃气虚，常选参苓白术散、五味异功散、七味白术散；脾虚下陷，常用补中益气汤；脾胃阳虚，常用益黄散、八味丸、理中汤、人参理中汤或理中汤加附子；脾肾阳虚，常用胃关煎、六味黄地丸、附子理阴煎、六味回阳饮等。

2. 据症选方

疾病中表现出的证候常是其病因病机的反映。据症选方亦是古代医家治疗小儿脾虚泄泻的原则。根据常见证候选方的规律：久泻脱肛，多用补中益气汤、四君子汤；滑脱不禁，常用胃关煎、术附汤、六神散；泻久而渴不止者，多用白术散；久泻发热者，用白术散；久泻，面色青黄，肠鸣厥冷者，常用五味异功散。

病案举例：

患者，女，7个月。

2003年6月26日初诊：因"腹泻1月余"就诊。其母亲述患儿于1个月前无明显诱因出现腹泻，日行6~8次，呈黄色稀水样便，时有呕吐，纳乳减少，家长曾予以口服"参苓白术散""消化散"等药物，效不显，现患儿仍有腹泻稀水样便，日行4~6次，尿少，遂来诊。查体：面色少华，眼窝略凹，舌质淡红，苔黄薄，指纹沉青过风关。查粪常规示黄色，稀水便。中医诊断：泄泻，脾虚并伤阴，治宜健脾利湿、敛阴止泻。处方：山药6g，茯苓6g，薏苡仁6g，白扁豆6g，陈皮9g，胡连6g，乌梅9g，焦楂9g，诃子6g，甘草3g。4剂，水煎分服。

6月29日二诊：患儿腹泻明显减轻，呈稀糊样便，日行2~3次，纳乳增加，尿量增加，舌质淡红，苔黄，指纹沉青近风关。初诊方加减：山药6g，茯苓6g，白扁豆6g，薏苡仁6g，陈皮9g，胡连6g，乌梅9g，厚朴3g，鸡内金9g，甘草3g。再4剂，水煎分服。

7月3日三诊：患儿大便成形，日行1~2次，无呕吐，纳乳佳，舌质淡红，苔薄白。二诊方去厚朴继服4剂以巩固治疗，再未复发。

三、小儿腹痛的临床经验

腹痛是儿科门诊较常见的病症，以无器质性病变、反复发作为特征，往往缺乏有效的治疗方法，儿科临床医师常诊断为虫证，而治疗不奏效。沈玉鹏认为，不可忽视小儿腹痛的辨证。因小儿稚阴稚阳，脏腑娇嫩，又因"脾常不足"，小儿乳食不知自节，偏食、暴食、冷食随意，久则脾、胃负担过重而失其正常纳谷运化之功能，无以养充脾、胃，致使脾胃气虚，气血不足，胃肠失其气血之濡养。小儿腹痛因寒、热、食、积、虫等多种原因所致。小儿脾、胃薄弱，经脉未盛，易为内、外因素干扰，经脉受邪侵袭，肠、胃乳食所伤，中阳不振，脉络瘀阻，六腑应以通为顺，经脉应以流为畅，无论何种原因，均可引起气机壅塞、气血受阻、经脉失调、凝滞不通而产生腹痛。

沈玉鹏运用芍药甘草汤加味治疗小儿腹痛，收到良效。先取赤芍行气活血止痛，配以甘草可以缓急和药，以收缓急止痛功效。再辨证入陈皮、延胡索增强理气止痛之力，丹参助活血化瘀之功，乌梅、胡连酸敛生津，鸡内金、莱菔子消积和胃顺气，若大便干、苔黄，加大黄，清热通腑，气机通畅，血活津生，脾健胃和，宿食亦消，疼痛则可缓解。不可忽视止痛后的巩固治疗调理，多取健脾益气、和胃消食之剂，以便使脾、胃功能进一步巩固恢复。

病案举例：

患者，女，11岁。

2004年4月13日初诊：自述反复腹痛1月余，近3日腹痛不定时阵发性加重，痛甚时，面色苍白，拘急捧腹，食纳差，伴恶心，大便干，舌质红，苔薄略黄少津液，脉沉细数。查体：精神欠佳，面色无华，心、肺无异常发现，腹软，无肌紧张，脐周轻度压痛，肠鸣音活跃。治以缓急止痛，理气行滞。处方：赤芍12g，延胡索9g，丹参9g，乌梅9g，鸡内金12g，陈皮9g，莱菔子6g，郁金6g，黄芩6g，大黄3g，甘草3g。4剂，水煎服。

4月17日二诊：患儿腹痛明显减轻，食纳增，无恶心，大便调，精神好转，面色润，腹部压痛缓解，舌质淡红，苔薄少，少津液，脉沉细。又方：赤芍12g，延胡索9g，乌梅12g，丹参9g，陈皮9g，鸡内金9g，知母6g，莱菔子6g，大黄1.5g，甘草3g。再服6剂。

4月24日三诊：患儿腹痛缓解，精神佳，食纳佳，面色红润，大便调，舌质淡红，苔薄白，脉沉缓。二诊方继服6剂以巩固治疗，随访1年未见复发。

四、小儿便秘的临床经验

（一）小儿便秘的病因

小儿便秘，一般是指 2 日以上不排便、排便不完全、排便困难、粪质干燥坚硬等。引起便秘的原因很多，常见的有以下几种。

1. 饮食因素

母乳喂养儿较奶粉喂养儿发生便秘少。新生儿或小婴儿只单纯喂牛奶，若牛奶中加糖量少，未加菜水，造成小儿食物中含大量蛋白质，而碳水化合物、纤维素不足，则大便次数就会少而干燥；若食物中含糖类较多，则大便质软而次数多；若脂肪和糖类都多，则大便润滑。少数儿童偏食，不吃蔬菜和水果等食物，进食量太少，食质也较精细，经过消化吸收后所余残渣少，大便次数自然减少。可见，平时合理调节饮食很重要。

（1）母乳喂养儿　应照常坚持喂乳，另给糖水或加润肠食物，如蔬菜水、西红柿汁、蜂蜜水，或用新鲜橘子挤汁等。视病情可多服用，少则无用。

（2）牛奶喂养儿　可将牛奶量酌减，增加辅食或在牛奶中适当加大糖量，也可喂西红柿汁、橘汁、枣汁、蜂蜜，以刺激肠蠕动。新生儿便秘一般不用泻剂。如上述饮食疗法不能纠正，可用小手指戴橡皮手套后涂以凡士林油，缓缓插入肛门内挖出硬结粪块，引起便意，便秘即可缓解。

（3）2 岁左右的小儿　可多吃些粗粮和红薯，还可用小片肥皂湿润后塞入小儿肛门内，或将食用植物油适量加入患儿食物中，或口服蜂蜜 1~2 汤匙，均有润肠通便的作用。

（4）年长儿　较大的患儿应添加较粗的谷类食品，食物中增加蔬菜和水果的量，亦可用番泻叶 3~5g 泡水口服，每日 1 次，效果较好，不可用量太大，以免引起腹泻。

2. 生活因素

缺乏按时排便的习惯，时常多日不排便，使大便在结肠内聚积，由于水分被吸收，大便变干硬难以排出。另外，有些小儿由于懒惰或专心于玩耍，有便意时也不理会，使进入直肠内宿便返回乙状结肠，便意消失。时间一长，粪便到了直肠也不引起便意，于是形成顽固性便秘，直肠逐渐发生扩张。家长要逐步培养患儿养成按时排便的习惯。值得注意的是，训练小儿排便时不要强制，否则可使小儿过于紧张或产生抗拒心理，反而加重便秘。

3. 疾病因素

（1）先天性巨结肠　结肠末端肠壁肌间神经节缺如或发育不全，使该部肠管顽固性痉挛，引起严重便秘。患儿常多日不排便，腹胀如鼓，食欲下降，精神差。经洗肠排便后迅速好转，但不久又发生便秘。先天性巨结肠一般多采用手术治疗。

（2）胎粪性肠梗阻　由于新生儿肠功能不健全，部分可出现胎粪停滞凝固，引起肠管痉挛阻塞肠腔。一般多采取保守治疗，如无效，可手术治疗。

（3）营养不良　小儿营养不良，可导致腹肌和肠肌张力低下，致使排便功能减弱，推动力差，因此容易造成顽固性便秘。

（4）肛裂　肛门黏膜裂开后，当大便通过时，引起肛门括约肌痉挛，产生剧烈疼痛。这种疼痛使小儿惧怕排便，有便意时也强行控制，使粪便越积越多，变得粗硬而难以排出。积极治疗肛裂就可消除便秘。

（5）佝偻病　因为缺乏维生素D，导致腹壁及肠壁肌肉无力，致使排便功能减弱，推动力差，所以容易造成便秘。治愈佝偻病，便秘即可随之缓解。

（6）甲状腺疾病　甲状腺功能不全的小儿，在婴儿时多有食欲不振和喂养困难，多伴有肌张力低下、腹部鼓胀和便秘。甲状旁腺功能亢进的小儿，由于血钙升高使神经肌肉的应激性降低，肠蠕动减弱，出现肌张力低下、食欲不振、体重不增加和便秘。甲状腺功能不全应早期用甲状腺制剂治疗；甲状腺功能亢进多由腺瘤和增生所致，摘除腺瘤或切除一部分腺样体，可收到良好效果。

4. 精神因素

突然的精神刺激，环境和生活的突然改变，可引起交感神经作用过强、副交感神经作用相对较弱而产生短时便秘。应采取相应的处理措施，这类便秘就会消失，无须特殊治疗。

5. 医源性因素

滥用泻剂或泻剂灌肠，可使肠黏膜的反应性降低，某些药物如硫酸阿托品注射液、溴丙胺太林、枸橼酸铋等可引起便秘。消除原因，这类便秘即可缓解。

总之，对小儿便秘，要查清病因，然后针对病因处理，才能取得良好效果。对尚未明确病因的腹痛患儿不宜使用泻剂。在治疗便秘初期，可辅以轻泻剂，而强泻剂或灌肠应尽量少用或慎用。少数患儿粪便呈硬块状，并停留在直肠或肛门附近，一般泻剂无效，必须用手将大便抠出，方能解除患儿痛苦。对便秘严重者，可间隔给一些促进肠道蠕动和润滑药物，如小婴儿可选用镁乳口服，每次0.5~1mL/kg，导泻作用温和，比较安全。年长儿可服液状石蜡，每次0.5mL/kg，也可选用开塞露、50%硫酸镁、酚酞等导泻药物。对积滞日久的顽固性便秘，则需要行清洁灌肠治疗。

（二）小儿便秘的诊治规律

小儿便秘在儿科极为常见，其发病有逐年增多的趋势。沈玉鹏认为，小儿便秘有别于成人便秘，应加强对本病的认识。小儿便秘大致可分为三种证型进行辨证施治，现将其诊治规律浅述如下。

1. 阴津不足

【症状】便干不甚，便条略粗，便出稍难。大便1~2日1行，纳可，舌质红，苔薄白欠润，脉略细。

【证候分析】肠之阴津不足，失于濡养，无水行舟，故便干。伤阴不甚，故便干不燥。其舌质红，苔薄白欠润，脉略细，皆伤阴之象。

【治则】养阴增液。

【方药】增液汤。生地黄、玄参、麦冬。

【加减】便时腹痛不适，加枳壳、当归，以行气润肠通便；纳差，加炒莱菔子、麦芽，以消食导滞；咽红，加木蝴蝶、地骨皮，以清肺利咽。

2. 肠燥津枯

【症状】大便干燥，甚者燥如羊屎，3~10日1行。便条粗，类于成人便条，或呈球状。便时极其困难，甚者可伴肛裂出血，舌质红，苔薄白欠润，脉略细。

【证候分析】肠道津液枯竭，肠道失调，失其传导之职，加之无水行舟，故使大便数日1行，艰涩难下。其舌质红，苔薄白欠润，脉细为干枯之象。此为伤阴之重证。

【治则】润肠通便。

【方药】五仁汤。瓜蒌仁、火麻仁、杏仁、柏子仁、郁李仁。

【加减】便燥甚者，可加用番泻叶或大黄，但稍利即止，不可过用；便燥略缓解者，可逐渐改以养阴增液相配合，如玄参、生地黄等。

3. 食积便秘

【症状】大便2~4日1行，大便先干后稀，大便初时便干，便出略困难，继之便稀，伴腹中不适，便意频频，便时明显延长，纳呆，舌质淡，苔薄白而腻，脉缓。

【证候分析】患儿饮食不节，食停而为积，脾失健运之职，大肠传导迟滞，故便干。脾虚湿滞，故后稀。湿邪重着，故便意频频。

【治则】消积导滞。

【方药】枳术丸。枳实、白术。

【加减】纳差，加焦麦芽、焦山楂、焦神曲、鸡内金，以消食导滞；腹中闷胀，加木香、佛手，以行气宽胀；便干重者，加炒莱菔子或火麻仁。

小儿便秘，虽有燥、坚之象，但多无痞、满实之症，故治疗时应以养阴增液、润肠通便为主。小儿稚阴稚阳之体，纵有实热之象，但大黄、芒硝之品亦只可暂用，稍利即止，恐伐其生生之气。便秘者多夹食滞，治疗时应予以顾护脾胃，加强护理，及时改变不健康的饮食习惯，多食用富含纤维类的蔬菜或粗粮。

（三）小儿便秘的鉴别诊断

所谓便秘，是指大便很硬而导致排便困难。如果儿童排便时间延长，经常3~4日排便1次，排便感到困难，大便干燥，或有腹胀、拒食、烦躁、呕吐等现象，就可能是便秘。便秘是儿童的一种常见病症，大约每10名儿童就有1名会因为便秘就诊。其原因很多，概括起来可以分为两大类：一类由非器质性原因引起，属功能性便秘，经过调理可以痊愈；另一类为器质性原因导致，也称继发性便秘或症状性便秘，这种便秘通过一般调理不能痊愈，必须经过治疗原发病才能矫治。

绝大多数的婴幼儿便秘都是功能性的，占小儿便秘90%以上，虽然经常困扰患儿及家长，治疗亦颇为棘手，但总体而言预后较佳。绝大多数患儿随生长发育逐渐成熟而获痊愈，亦可谓之"生长发育中的疾病"。

功能性便秘的原因有以下几类：①发育因素，包括认知障碍和注意缺陷多动障碍。②环境因素，如强制性如厕训练、公厕恐惧症、学校厕所逃避、父母过度干预等。③抑郁。④体质性，如结肠无力症及便秘遗传倾向。⑤大便体积减小及干燥，如膳食纤维减少、脱水及喂养不足或营养不良。

功能性便秘患儿常出现大便干硬，排便哭闹，排便周期延长（3~5日）。多数患儿曾有过正常排便习惯，常常因为进幼儿园、搬家等环境因素改变，以及饮食习惯改变或父母不和等精神因素而诱发。肛门直肠测压检查显示这类儿童的肛管静息压往往比无便秘的正常儿童高，排便时肛门括约肌不能放松，甚至反而紧张，有的还存在直肠感觉功能障碍。结肠造影检查无特征性改变，血生化检查、粪常规等化验检查亦无异常。

发热、腹胀、厌食、恶心、呕吐、体重减轻或体重不增都可能是继发性便秘的征象。有便秘病史的婴儿出现血便应注意先天性巨结肠伴发的小肠结肠炎。继发性便秘的原因包括以下几大类。①胃肠道解剖异常：包括肛门闭锁、肛门狭窄、前置肛门及盆腔肿块。②内分泌代谢性疾病：包括甲状腺功能减退、高钙血症、低钾血症、胰腺囊性纤维化、糖尿病、多发性内分泌腺瘤2B型及麦胶性肠病等。③神经系统疾病：脊髓畸形、脊髓损伤、神经纤维瘤病、脑瘫、脊髓栓塞综合征。④肠道神经或肌肉疾病：先天性巨结肠、巨结肠边缘病、内脏疾病及内脏神经病。⑤腹肌异常：梨状腹综合征、腹裂畸形及唐氏综合征伴有的腹直肌分离或脐疝。⑥结缔组织病：硬皮病、系统性红斑狼疮及先天性结缔组织发育不全综合征（Ehlers-Danlos综合征）。⑦药物导致：包括镇静安眠药、硫糖铝、制酸剂、降压药、抗胆碱药、抗抑郁药及拟交感神经药。⑧其他：铅中毒、维生素D中毒、肉毒杆菌中毒及牛奶蛋白不耐受。

（四）小儿便秘食疗方

小儿便秘可见大便干硬难解，或隔2~3日甚至更长时间才排便1次，多因饮食不当、乳食积滞、燥热内结，或病后体力不足所致。以饮食疗法治之，根据不同证型酌选方药，多可收到较好的效果。

1. 积热类便秘

乳食积滞或饮食不节引起的腑热便秘，可见大便干燥、坚硬，腹胀、腹痛，烦躁哭闹，口气臭秽，手足心热等，可选用下列诸方。

（1）南瓜根50~100g。将南瓜根洗净切碎，放锅内加水煎浓取汁，1次饮完。每日1剂，连服数剂，以通为度。3岁以下幼儿可加白糖调味。

（2）白木耳10~15g，鲜橙汁20mL。将白木耳洗净泡软，放碗内置锅中隔水蒸煮，入鲜橙汁调和，连渣带汁1次服完。每日1剂，连服数日。

（3）无花果（熟透者）100g。除去无花果外皮，用温开水洗净，随意服食，每日1~2次，疗程不限。

（4）鲜甘蔗汁150mL，番泻叶1g。将鲜甘蔗汁、番泻叶置锅内隔水蒸熟，滤去渣滓，分1~2次服完。每日1剂，连服数日，3岁以下幼儿分量酌减。

（5）新鲜豆浆100mL，浓米汤150mL，蜂蜜20mL。将新鲜豆浆煮沸，入浓米汤、蜂蜜调匀，1次饮完。每日1~2剂，连服数日。

（6）菠菜100g，粳米50~100g，油、盐适量。将菠菜置开水中烫至半熟，捞出切成小段，粳米置锅内加水煮成稀粥，后加入菠菜再煮数沸，入油、盐调味、分1~2次服完。每日1剂，连服5~7日。

（7）香蕉1~2枚，白糖10g。将香蕉剥皮，放入碗中，加开水少许，擂成糊状，冲入白糖10g，调匀，随意喂服。每日1~2次，疗程不限。

（8）白皮大萝卜1个，蜂蜜100g。将白皮大萝卜洗净，挖空中心，装入蜂蜜，置大碗内，加水蒸煮，吃萝卜饮蜂蜜水，连服数次。

2. 虚弱便秘

小儿身体虚弱或大病之后，大便艰涩难解，或先干后稀、腹部胀满，食欲不振，神疲乏力，面色萎黄者，可选用下列诸方。

（1）郁李仁24g，粳米粉50g。将郁李仁捣烂如泥，与粳米粉调匀，冲入开水适量调成稀糊状，1次服完。每日2~3次，疗程不限。

（2）鲜牛奶150mL，麦片30g。连服5~7日。

（3）红薯50~100g，海参20g，黑木耳30g，白糖24g。将海参、黑木耳分别用温开水泡软，将红薯刮皮洗净，切成小块，共放入锅内煮熟，入白糖调匀，连渣带汁1次服完。每日1~2剂，连服数日，2岁以下分量减半。

（4）黑芝麻30~50g，大枣10枚。将黑芝麻放锅内炒爆至脆，研末。将大枣10枚去核，与黑芝麻粉共捣烂如泥，随意服食或开水送下。每日1~2剂，连服7~10日。

（5）粳米50~100g，何首乌18g，大枣24g，冰糖适量。先将何首乌放锅内加水煎取浓汁、去渣，加入粳米及大枣肉，共煮成稀粥，再入冰糖调化，分1~2次服完。每日1剂，连服7~10日。

（6）猪大肠1小段（约15cm），槐花18g，海参12g，油、盐、生葱适量。将猪大肠洗净，塞入槐花、海参，两端用线扎牢，置锅内加水适量，熬煮至烂，入油、盐、生葱调味，饮汁吃肉，1次服完。每日或隔日1剂，连服5~7次。2岁以下小儿只饮汁液。

（7）糯米50~100g，肉苁蓉24g，肉桂末3g，油、盐适量。将肉苁蓉洗净，捣烂如泥，与糯米共煮成稀粥，再入肉桂末搅和，入油、盐少许调味，分1~2次服完。每日1剂，连服5~7日。对阳虚引起的大便秘结、排便无力、小便清长、手足不温者有效。

（8）松子仁10g，粳米适量。将松子仁研碎，与粳米共煮成粥，随意服用，便秘伴口干多饮、体质瘦弱者适宜。

(五)儿童功能性便秘的健康教育

儿童功能性便秘(functional constipationin children)是一种具有持续性排便困难、排便次数减少或排便不尽感的功能性胃肠病,是儿科临床最常见的胃肠功能不良的症状之一。随着人们饮食结构、精神心理、社会因素的影响,其患病率逐年增高。有资料显示,儿童便秘占综合性儿科门诊总数的3%~5%,占小儿胃肠病门诊的10%~20%,而儿童功能性便秘占小儿便秘90%以上,且约1/3患儿的症状会持续至成人期,表现为慢性顽固性便秘,有些甚至需要外科手术治疗,漫长的病程和复杂的病情严重影响了患儿和家庭成员的身心健康和生活质量。但是,多数家长对治疗的长期性缺乏思想准备,当短期治疗未能达到预期效果时即失去信心,产生焦虑情绪,从而更加重便秘治疗的负面影响。因此,健康教育对儿童功能性便秘的治疗起到至关重要的作用。

1. 深入浅出的病因教育

61%~84%的患者想了解便秘的原因、诱发因素和预防的一般知识。这一研究表明,开展家长及患儿病因宣教对儿童功能性便秘的认知及治疗有着举足轻重的意义。现代医学认为,便秘的发病与小儿肠道解剖、生理有一定关系。由于小儿肠道相对较长,肠壁薄而黏膜细嫩,血管丰富,虽通透性好,但屏障功能较弱,加之肠壁弹力纤维和肌层发育不全、肠蠕动力不够大、肠肌张力降低等,易造成食物残渣在肠道停留时间过长,水分被吸收,粪便变得较硬而难以排出。常见的病因有以下几个方面。①遗传因素:便秘患儿有家族史。②饮食习惯:不良的饮食结构,偏食、挑食,食物中缺少碳水化合物和纤维素,可导致便秘。③不良的排便习惯和精神因素:不良事件刺激及不能及时排便等影响正常的排便反射。④胃肠激素分泌和调控异常:影响了胃肠动力。⑤肠道微生态菌群失调:影响结肠正常内环境而导致粪便干结。⑥胃肠动力异常:各种原因引起的胃肠动力异常均可引起便秘,如肠道神经肌肉病变,可造成"结肠慢运输型便秘",以及肛门直肠解剖结构异常的出口梗阻。其中以饮食习惯及不良排便习惯为主。通过宣教,家长及患儿对病因要有足够的认识,树立信心,积极配合治疗，尽量避免及减少引起便秘的因素。

2. 正确的食物摄入指导

食物过于精细和水摄入不足是儿童功能性便秘的常见危险因素之一。目前，儿童偏食、挑食严重，许多儿童喜欢食肉，少吃或不吃蔬菜，饮食过于精细少渣，食物中纤维素太少。据报道，目前国内城市儿童膳食普遍存在粗粮、杂粮摄入减少的情况，相当部分儿童经常进食精细米面，对粗粮、杂粮食品毫无兴趣。个别幼儿园膳食品种单调，水果较少。特别是儿童功能性便秘患儿，37%~42%很少进食蔬菜及水果。有许多研究显示，膳食纤维可影响结肠传输时间、粪便量和肠蠕动次数，故膳食指导尤为重要。《世界胃肠病组织临床指南：便秘》明确指出，预防和治疗儿童便秘，高纤维饮食和足量饮水是第一位的。膳食指导的内容应包括适于患儿所在年龄段的均衡饮食、适量饮食纤维素和摄入适量的水分。牛奶内含有大分子蛋白质，儿童不易消化吸收。文献和临床观察显示，部分婴儿便秘与人工喂养相关，故提倡母乳喂养或者选择适度的配方奶替代。做好饮食习惯的适应：鼓励患者多饮水、菜汁、水果汁或蜂蜜汁，每日清晨1杯温开水或盐开水，润滑肠道，刺激肠蠕动，平时多饮水也有润便的作用；进食清淡富含纤维的食物，如标准面粉、杂粮；多食瓜果蔬菜，选一些含纤维素较多的蔬菜，如萝卜、韭菜、芹菜、圆白菜、油菜等；必要时多吃产气的食物，如豆类、薯类及萝卜、洋葱、豆芽、韭菜等食物，这样通过肠道的食物残渣多，可以使大便次数增多；同时应多食用润肠通便的食物，如蜂蜜、芝麻、核桃、酸奶等食物，使粪便变软，便于排泄。与此同时，还应做好患儿家属的饮食指导及健康宣教，根据患儿饮食习惯合理搭配食物，经常变换花样、种类并兼顾色、香、味，以增加食欲。

3. 培养良好的排便习惯

排便系生理活动，为生理反射，是受到社会环境影响而形成的反射运动，包括反射规律、排便器官及粪便性质对排便活动的作用及影响。随着小儿年龄增长，大脑功能逐渐成熟，意识性排便经训练转为适应社会生活需要（时间、条件、场所）的条件反射，并能按时排便即社会规律性排便，使小儿生活规律化，防止便秘及大便失禁。幼儿从1~2岁起对排便有控制能力，从4岁起有完全的控制能力，而不按时排便是导致儿童功能便秘的常见原因之一。因此，婴儿从3~4个月起就可以训练定时排便。进食后肠蠕动加快，可引起胃-结肠反射，此时训练排便，易建立条件反射。3~7岁的儿童，其腹部及骨盆腔的肌肉正处在发育阶段，排便反射的功能尚不成熟。他们还不知道有便意就应该上洗手间，经常需要家长的提醒。因此，家长可以把早餐后1小时作为孩子固定的排便时间。开始时，家长可以陪伴孩子排便，每次10分钟左右，渐渐帮助孩子养成定时如厕的习惯。如厕前可给孩子喝杯果汁或温蜂蜜水润润肠，并告诉患儿排便时应当集中注意力，不要在厕所里看书、玩游戏或思考问题等。

4. 进行适当的体育锻炼

运动可以增加肠道的蠕动，促进排便。因此，家长应该根据儿童的年龄指导其进行适当的体育锻炼，加强胃肠及消化系统的蠕动，促进排便。值得注意的是，运动的形式比较多，家长必须根据儿童的年龄、体质正确选择锻炼项目，合理安排锻炼时间，不可盲目。例如：对于1~3岁的儿童，主要通过家长与儿童互动的方式，锻炼儿童身体。家长可以根据孩子的体质与其进行适当的互动，一方面可以培养家长与孩子的感情，提升儿童的反应能力；另一方面能够促进儿童增强体内消化系统的消化和吸收，缓解和预防便秘。对于3岁以上的儿童，家长可以根据孩子的喜好让其定期进行部分球类运动，男孩可以加强篮球、足球等运动，女孩可以培养羽毛球等活动兴趣。另外，跳绳、短跑等都是简单易操作的活动方式，家长可以随时陪护孩子进行锻炼。

5. 选择合理的通便药物

为了保证排便的正常进行，药物治疗是必不可少的。人们往往选用泻剂，但因不合理应用泻剂造成习惯性便秘的不在少数，故临床治疗时不能盲目选用泻剂。泻剂包括：渗透性泻剂，如乳果糖、山梨糖醇、大麦麦芽浸膏、聚乙二醇3350等；渗透性灌肠剂，如磷酸盐灌肠剂；灌胃剂，如聚乙二醇；润滑剂，如液状石蜡；刺激性泻剂，如番泻叶、双醋苯啶、甘油栓剂等。还有中药辨证治疗，如润肠丸、苁蓉通便口服液等。选用泻剂时应权衡利弊,对继发性便秘,不能只注重便秘这个症状而忽略了便秘的根源,应积极地控制原发疾病才能缓解便秘。必要药物治疗时,推荐润滑剂矿物油、氢氧化镁、乳果糖、山梨醇、聚乙二醇或润滑剂与泻剂联合使用,或者中药辨证论治。上述药物效果相同,可根据安全性、费用、儿童喜好、服药难易及医师的经验选择。为避免泻剂耐受及嵌塞粪便的再现,刺激性泻剂可间歇性短期使用。维持治疗需数个月,在儿童形成规律性容易排便后才考虑停药。

6. 良好的心理健康干预

排便为复杂的生理活动,受精神、神经系统调控。便秘对儿童身心发育、日常生活学习、社会交往和心理均可造成不良影响,明显影响生活质量。较大儿童的心理行为与便秘常互为因果,故对患有便秘的患儿应进行心理干预。如便秘患儿经常发生粪便嵌塞,因强行排便而引发肛裂、脱肛,使患儿痛苦异常,患儿因为疼痛而恐惧排便、拒绝排便,往往形成恶性循环,故应先予以灌肠和软化剂解除粪便嵌塞,并对其进行心理疏导、抚慰以消除其恐惧心理,以促进其更好地配合治疗。对因突然的惊吓和偶尔的排便过失(如溢粪弄脏衣裤)受到过度责难,造成心理创伤导致排便异常的患儿,此时应创造减轻心理压力、体贴照顾的良好环境,取得患儿信任、配合,循序渐进,最终消除心理创伤。慢性顽固性便秘患儿常合并便失禁而受到家长惩罚、同伴嘲笑,进而导致缺乏自信、抑郁、回避交往、易被激怒及其他行为问题,更加重排便习惯失常。对由焦虑、抑郁引起的便秘,应用心理辅导、心理疗法和精神药物治疗有较好的疗效。中度、重度的便秘患者常有焦虑甚至抑郁等心理因素或障碍的表现,应予以认知治疗,使患者消除紧张情绪。

健康教育通过系统的教育活动使人们自觉采取有益于健康的行为和生活方式,提高健康意识和增加健康知识,改善行为方式和就医行为,从而促进健康和提高生活质量。儿童功能性便秘是儿科常见病症,由于症状长期持续,经久不愈,不仅严重影响儿童健康成长,而且给家庭带来诸多不便,已引起儿科界的高度重视和关注。目前,研究人员通过深入的研究,认为其发病与遗传、饮食习惯、排便习惯、精神因素、胃肠激素分泌和调控、肠道微生态菌群失调等密切相关。70%~80%的患者对饮食指导与用药注意事项方面知识有需求；61%~84%的患者想了解便秘的原因、诱发因素和预防的一般知识。这说明患者或家属不仅希望了解疾病的一般知识，而且想要对疾病有全面了解。因此，积极健康教育，可全方位服务于患儿及其家属，对其进行指导，帮助他们减压，提高其心理应对能力，有利于功能性便秘的治疗，并降低复发可能。

第四节 其他疾病临床经验

一、小儿心肌炎的临床经验

小儿发生病毒性心肌炎，前期多数有感冒病史。邪毒由鼻咽而受，卫表而入，首犯于肺，继侵心脉，留滞不去，损及心气、心血，而心气不足，难以鼓动心脉，心血亏虚则脉难以充盈，阳不能宣其气，阴无以养其心。心之气阴虚损，则运血无力，心脉瘀阻，从而失去心主血脉的功能而致病。气血衰微则脉气不相接续，日久脉络瘀阻，气血失调，心律因而紊乱，耗伤气阴，心失所养而致心悸等。"病在脉，调之血"，沈玉鹏在治疗小儿心肌炎时，结合小儿生理病理特点，邪毒侵袭心脉后易致气阴两伤，故临床上多是气血兼治，常用生脉散加味，益气养阴，方中三味药，一补一清一敛而收效，使血脉充盈、心气充足，再佐以活血化瘀之品，以通脉养心，有利于受损心肌的恢复，临床实践证明，效果颇佳。

病案举例：

患者，女，4岁。

2004年7月5日初诊：患儿因"心前区不适，伴乏力半年余"就诊。半年前患儿因感冒后自觉心前区不适，乏力，曾在外院住院治疗，诊断为病毒性心肌炎。住院期间，予以静脉滴注利巴韦林、大量维生素C、肌苷注射液等，好转后出院。出院后，患儿反复感冒，心慌、乏力加重，仍感心前区不适，遂来诊。查体：精神欠佳，面色无华，咽略充血，心音低钝，心律不齐，心率120次/分，可闻及期前收缩8次/分，未闻及杂音，舌质红，苔薄黄，脉细数结代。实验室检查：抗心肌抗体阳性。心电图：频发期前收缩，窦性心律不齐。治则益气养阴，活血复脉。处方：太子参6g，麦冬3g，玉竹9g，枳壳6g，五味子6g，丹参12g，当归6g，谷芽12g，郁金6g，甘草3g。4剂，水煎分服。

7月9日二诊：患儿精神好转，仍感心前区不适、乏力，食纳一般。查体：心音较前有力，仍心律不齐，心率102次/分，期前收缩4次/分，舌质红，苔黄，脉滑数结代。初诊方加减如下：太子参6g，麦冬3g，枳壳3g，柴胡6g，五味子6g，丹参12g，谷芽12g，郁金9g，益母草9g，陈皮9g，知母6g，甘草3g。15剂，水煎分服。

7月24日三诊：患儿精神、食纳均好转，汗多，咽无充血。查体：心音较前有力，心律不齐，心率104次/分，期前收缩2次/分，舌质红，苔薄略黄，脉滑数。二诊方加减如下：太子参6g，麦冬3g，玉竹9g，柴胡6g，五味子6g，丹参12g，玄参12g，陈皮9g，益母草9g，焦楂9g，生地黄9g，甘草3g。水煎分服，服15剂，停15日，再15剂，共3个月。

11月12日四诊：患儿自觉心前区无不适，精神、食纳均佳。查体：心音有力，律齐，心率101次/分，期前收缩消失，舌质红，苔薄黄，脉滑数。三诊方去玄参、益母草、生地黄，加黄芪6g，继服15剂，以巩固疗效。随访1年，患儿曾患感冒1次，无明显心前区不适，也未出现期前收缩。

二、消瘰丸临证的临床经验

消瘰丸方出自《医学心悟》，主要功能为清热化痰，软坚散结。主治瘰疬、痰核。沈玉鹏在消瘰丸的基础上应用消瘰汤加味治疗儿科多种疾病，疗效满意。

（一）急性扁桃体炎

扁桃体炎是儿科的常见病，中医称为"乳蛾"。扁桃体炎多因风热邪毒从口鼻而入，咽喉首当其冲，风热外侵，肺气不宣，循经上犯，结聚于咽喉，或因风热邪毒壅盛，外邪侵里，里热炽盛，热毒之气不得越泄，由胃上攻，搏结于喉核，灼腐肌膜，咽喉肿痛而致。其病理主要为热毒壅结。沈玉鹏应用消瘰汤加味治疗，以清热解毒、化痰散结、泻火利咽，并佐以活血化瘀、理气消肿之剂。

病案举例：

患者，男，7岁。

2004年2月15日初诊：患儿因"发热2日，伴咽痛"就诊。曾在外院静脉滴注青霉素1日。刻下症见发热，精神欠佳，食纳一般，咽红，扁桃体Ⅱ度肿大，有少许脓性渗出，心、肺、腹无异常，舌质红，苔薄黄，脉浮数。辨证为风热乳蛾，治以清热解毒，利咽消肿。处方：玄参12g，浙贝母9g，牡蛎9g，丹参12g，柴胡6g，陈皮6g，蒲公英9g，桔梗6g，枇杷叶9g，鸡内金12g，甘草3g。4剂，水煎分服。

2月19日二诊：患儿热退，咽痛缓解，精神转佳，食纳增，咽红，扁桃体Ⅰ度肿大，无渗出，舌质红，苔薄黄，脉浮数。初诊方去蒲公英，加玉竹9g，继服4剂。咽淡红，扁桃体肿大消散，病获痊愈。

（二）流行性腮腺炎

流行性腮腺炎是儿科常见病，属中医"痄腮"范畴。流行性腮腺炎因风温邪毒循经郁阻少阳，少阳受邪，邪郁经脉，气血瘀滞，运行不畅，热毒壅结少阳经脉，凝集局部而致。沈玉鹏应用消瘰汤加味，以清热解毒、软坚散结、活血消肿，并佐以养阴清热、泻火通下。壅滞既去，则毒解肿消，再用局部外敷法，效如桴鼓。

病案举例：

患者，男，8岁。

2005年1月4日初诊：患儿双耳下肿痛1周，伴发热1日。曾在外院治疗，静脉滴注青霉素6日，双耳下腮部仍肿痛，并伴发热，体温38℃，食纳差，大便干，舌质红，苔黄少津液，脉浮数。证属热毒壅结之痄腮，治以清热解毒，软坚散结。处方：玄参12g，浙贝母9g，牡蛎9g，丹参12g，柴胡6g，桔梗6g，板蓝根9g，益母草9g，玉竹9g，鸡内金9g，大黄3g，甘草3g。3剂，水煎分服，并局部外敷自制铁箍散膏。

1月7日二诊：患儿腮肿明显减轻，热退，精神佳，食纳转佳，大便软，舌质红，苔薄黄，脉浮数。初诊去大黄再服3剂，患儿腮肿完全消退而痊愈。

（三）淋巴结炎

淋巴结炎属中医"痰核"范畴，是消瘰丸主治之证。淋巴结炎因痰热壅结颔下，阻塞肝脉，凝结成核，日久痰湿化热，痰火凝滞所致。故用消瘰汤清热化痰、软坚散结治之，并加以理气活血之剂，较原方效果更佳。

病案举例：

患者，男，3岁4个月。

2003年12月14日初诊：患儿双颔下肿半年余。曾服用阿莫西林、利巴韦林含片等，效不显。近日来患儿自述双颔下疼痛，无发热，食纳一般，二便调。症见咽红，双颔下各触及一约杏核大小的淋巴结，有压痛，边界清，活动度好，舌质红，苔黄略腻，脉细数。证属痰热壅结之痰核，治以清热化痰，软坚散结。处方：玄参12g，浙贝母9g，牡蛎9g，丹参12g，柴胡6g，陈皮6g，鸡内金12g，厚朴3g，黄芩9g，桔梗6g，甘草3g。10剂，水煎分服。

2月25日二诊：患儿双颔下淋巴结如扁豆大，无压痛，舌质红，苔略黄，脉细数。初诊方去黄芩，继服5剂而愈。

中医的传统教育方法以师传口授为主，沈玉鹏强调悟性、求新，要源自前人，又不能囿于前人。后学者要学到她的治学方法，在前辈已有成就的基础上，努力探索，善于总结、提高，力争发前人未发之论、立前人未立之法，取得创新性的成果。

以上所述仅为沈玉鹏经验的沧海一粟，尚未能反映出其学术思想的创造性、整体性、实用性和灵活性。沈玉鹏辛勤耕耘几十年如一日，兢兢业业，任劳任怨，确为继承与发展中医事业作出了巨大的贡献，更为我们树立了敬业的榜样。她的学术思想更有待于我们认真学习，深刻领会。

第五章 临床典型医案

第一节 肺系疾病

一、感冒

案例1：风热袭表证

患者，男，4岁。

初诊日期：2014年4月11日。

主诉：发热、咽痛3日，加重1日。

现病史：患儿3日前无明显诱因出现发热，体温达38.9℃，伴有咽部疼痛，无汗，无鼻塞、流涕，无喷嚏，偶有咳嗽，无咳痰。家属给予退热药布洛芬及小儿感冒颗粒治疗1日，效果欠佳，患儿仍有发热，持续在38.5℃。遂前往当地医院就诊，给予口服头孢及四季抗病毒口服液等治疗1日，效果欠佳。患儿既往有惊厥病史。刻下症见发热明显，微恶风，无汗，咳嗽，少痰，咽红肿痛，口唇干，睡眠欠佳，纳差，小便量少，大便正常，舌质红，苔薄黄，脉浮数。

中医诊断：感冒。

西医诊断：急性上呼吸道感染。

证型：风热袭表证。

治法：疏风清热，解毒利咽。

处方：银翘散加减。金银花10g，连翘10g，桔梗5g，淡豆豉10g，僵蚕5g，钩藤（后下）10g，石膏（先煎）20g，知母10g，板蓝根10g，桑叶10g，芦根10g，青果10g，蝉蜕10g，沙参10g，甘草5g。3剂，水煎服。日1剂，分3次口服。

4月14日二诊：服初诊方药后诸症明显减轻，再无发热，咽部红肿疼痛减轻，仍有咳嗽，有痰，睡眠好转，二便正常，舌质红，苔黄，脉数。初诊方减石膏、知母、沙参、淡豆豉，加牛蒡子、射干、木蝴蝶、浙贝母各10g。4剂，水煎服。日1剂，分3次口服。服药后诸症皆消，随访再未复发。

【按语】该患儿以发热、恶风、咽部红肿疼痛为主症，符合中医"感冒"的特征。沈玉鹏指出：小儿脏腑娇嫩，形气未充，若护理不当，易受外邪侵袭而发病。感冒以感受风邪为主，可兼杂寒、热、暑、湿、燥邪等。常在气候变化、冷热失常、沐浴着凉、调护不当时容易发生本病。小儿纯阳之体，故临床以热证居多，病变部位主要在肺，可累及肝、脾。病机关键为肺卫失宣。肺主皮毛，司腠理开阖，开窍于鼻，外邪自口鼻或皮毛而入，客于肺卫，以致表卫调节失司，卫阳受遏，肺气失宣，因而出现发热、恶风寒、鼻塞流涕、喷嚏、咳嗽等症。治当疏风清热，解毒利咽，方选银翘散加减。方中金银花、连翘气味芳香，疏散风热、清热解毒，而石膏、知母，清热生津，故重用为君药。桔梗、僵蚕、蝉蜕，疏风利咽、宣肺止咳，且淡豆豉辛而微温，解表散邪，此虽属辛温，但辛而不烈、温而不燥，配入辛凉解表方中，增强辛散透表之力，以上四药俱为臣药。芦根、桑叶、沙参清热生津，而板蓝根、青果解毒利咽，钩藤疏风止惊，同为佐药。甘草既可调和药性，护胃安中，又合桔梗利咽止咳，属佐使之用。

沈玉鹏指出，小儿由于肺脏娇嫩，脾常不足，神气怯弱，感邪之后，易出现夹痰、夹滞、夹惊的兼证。故治疗时可根据临床表现随症加减。对于咳嗽、有痰者，可加用前胡、百部、杏仁、浙贝母，以宣肺化痰止咳；饮食欠佳者，可加用苍术、茯苓、厚朴、槟榔、鸡内金等，以消食开胃；有惊厥史者，可选用钩藤、僵蚕、蝉蜕、生龙牡，以疏风定惊；咽部肿痛明显者，可加用射干、大青叶、板蓝根、山豆根、青果等，以消肿利咽。

案例 2：风寒袭表证

患者，女，5 岁。

初诊日期：2023 年 11 月 11 日。

主诉：恶寒 3 日伴清涕 1 日。

现病史：患儿 3 日前无明显诱因出现恶寒，微发热，体温 37.8℃，伴有鼻塞、流涕、喷嚏，偶有咳嗽。家属给予小儿柴桂颗粒治疗 1 日，效果欠佳。患儿发热不甚，出现头痛，身痛。遂前往当地医院就诊，给予头孢克肟颗粒及抗病毒口服液等治疗 1 日，效果欠佳。刻下症见恶寒，微发热，无汗，咳嗽，鼻塞，流清涕，喷嚏，睡眠欠佳，纳差。

中医诊断：感冒。

西医诊断：急性上呼吸道感染。

证型：风寒袭表证。

治法：辛温解表，疏风散寒。

处方：荆防败毒散加减。荆芥 10g，防风 10g，桔梗 10g，羌活 10g，紫苏叶 10g，桂枝 10g，炙麻黄 3g，葛根 10g，白芷 10g，辛夷 10g，苍耳子 7g，甘草 3g。3 剂，水煎服。日 1 剂，分 2 次服药。

11 月 14 日二诊：服初诊方药后诸症明显减轻，再无恶寒发热，无喷嚏，无头痛身痛，仍有流涕，质黏稠，咳嗽，有痰，睡眠好转，纳差，二便正常，舌质红，苔黄，脉数。更方为荆防败毒散合杏苏二陈汤加减。荆芥 10g，防风 10g，桔梗 10g，羌活 10g，紫苏叶 10g，桂枝 10g，杏仁 10g，陈皮 10g，茯苓 10g，法半夏 7g，焦山楂 10g，乌梅 10g，苍术 10g，枳壳 10g，甘草 3g。5 剂，水煎服。日 1 剂，分 2 次服药。

11 月 20 日三诊：患儿未来，家属前来诉患儿症状均已消失。嘱其防复感，适当活动，健康饮食。

【按语】该患儿以恶寒、发热、鼻流清涕为主症，后伴有头痛、身痛，属于"感冒"的范畴，可辨证为风寒感冒。风寒之邪由皮毛而入，束于肌表，郁于腠理，寒主收引，致使肌肤闭郁，卫阳不得宣发，导致恶寒发热，无汗，寒邪束肺，肺气不得宣发，故而鼻塞、流涕、咳嗽；寒邪郁于太阳经脉，筋脉拘急收引，气血流通不畅，则导致头痛、身痛。故治疗时应该以散寒为主。用荆芥、防风、羌活、麻黄、桂枝等品来辛温解表，且羌活可用于肢体拘急疼痛，头痛加用葛根、白芷，生津舒筋，解一身疼痛。辛夷、苍耳子为鼻科药对，用来治疗鼻塞、流涕。药简力专，效果显著。二诊时患儿表邪大势已去，故去掉麻黄、桂枝等品，加用杏仁、紫苏叶宣肺降气，陈皮、法半夏、茯苓燥湿健脾，化痰理气，因患儿纳差，加用苍术、枳壳，以理气健脾，焦山楂、乌梅健脾开胃，且能使口感稍佳，更有利于患儿接受药物，发挥药效。

沈玉鹏在临床中用药简单，惯用经方，师古方而不拘泥于古方，在其基础上进行加减化裁，药力更专，收效更捷。

二、鼻渊

案例1：肺经风热证

患者，女，4岁。

初诊日期：2022年11月4日。

主诉：晨起咳嗽1周伴浊涕。

现病史：患儿1个月前因反复感冒后1周前出现咳嗽，多集中于晨起及夜间，有痰，伴有鼻塞、浊涕，偶有前额头痛，微发热，无咽痛等症状。刻下症见晨起及夜间咳嗽，有痰，鼻塞，黄浊涕，嗅觉减退，偶有前额头痛，睡眠欠佳，纳可，二便调，舌质红，苔薄黄，脉浮数。体格检查：咽稍充血，咽后壁可见浊涕，扁桃体无肿大，心、肺（-）。

中医诊断：鼻渊。

西医诊断：鼻窦炎。

证型：肺经风热证。

治法：祛风解表，宣肺通阳，芳香通窍。

处方：麻杏苡甘汤加减。蜜麻黄3g，杏仁10g，薏苡仁10g，辛夷5g，苍耳子10g，蔓荆子10g，路路通10g，荆芥10g，防风10g，黄芩10g，鱼腥草10g，葛根10g，甘草5g。6剂，水煎服。日1剂，分次口服。

配合头孢克肟颗粒50mg每日2次+生理盐水冲洗鼻腔。

11月10日二诊：服初诊方药后诸症明显减轻，晨起微咳，浊涕少许，无鼻塞，纳差，睡眠可，二便调，舌质淡，苔白腻。查体：咽未充血，咽后壁未见浊涕倒流，扁桃体无肿大，心、肺（-）。初诊方减苍耳子、荆芥、防风，加苍术、枳壳、焦山楂、乌梅各10g。7剂，水煎服。日1剂，分2次口服。

配合生理盐水冲洗鼻腔。

11月17日三诊：服药后诸症皆消，继以玉屏风散提高免疫，嘱防复感。

【按语】该患儿有鼻塞、浊涕、晨起咳嗽、有痰等症状，符合现代医学鼻窦炎的特点，属于中医"鼻渊"的范畴。鼻渊，是指以鼻流浊涕、量多不止为主要特征的鼻病，常伴头痛、鼻塞，是鼻科常见病、多发病之一。临床以鼻塞、浊涕、喉部不适，甚则咳嗽为主要临床表现。沈玉鹏认为：小儿脏腑娇嫩，肺气不足，感受外邪则宣肃失常，气逆而上，肺开窍于鼻，故而出现鼻塞、浊涕等症状；加之六淫以风邪患病最广，故治以祛风解表，宣肺通阳，芳香通窍，麻杏苡甘汤加减。麻杏苡甘汤出自《金匮要略》，是张仲景治疗风湿所致周身疼痛的有效方剂，原文曰："病者一身尽痛，发热，日晡所剧者，名风湿。此病伤于汗出当风，或久伤取冷所致也，可与麻黄杏仁薏苡甘草汤。"沈玉鹏活用此方治疗鼻窦炎效果显著，其中麻黄、荆芥、防风疏风散邪，除湿温经；麻黄、杏仁合用，宣肃肺气；薏苡仁除湿驱风，兼能运脾化湿；路路通祛风除湿；辛夷、苍耳子，鼻科药对，有疏风祛邪、通利鼻窍之功；蔓荆子疏风散热、清利头目；葛根生津舒筋；甘草和诸药、建中州。全方共奏祛风解表、宣肺通阳、芳香通窍之效。

沈玉鹏指出：鼻窦炎属上呼吸道感染，为反复发作性疾病，且咽后壁浊涕倒流可引起腺样体肥大等疾病，一定辨证准确，精准施治。

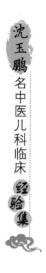

案例2：胆腑郁热证

患者，女，15岁。

初诊日期：2023年7月4日。

主诉：浊涕不止6日。

现病史：患儿诉6日前出现流涕，多呈黄浊脓涕，前额头痛，发热，咽部异物感等症状。刻下症见大量黄浊涕，前额头痛，咽部异物感，发热，口干口苦，情志急躁易怒，睡眠欠佳，纳可，二便调，舌质红，苔黄，脉弦数。查体：咽充血，咽后壁可见浊涕，扁桃体无肿大，心、肺（-）。

中医诊断：鼻渊。

西医诊断：鼻窦炎。

证型：胆腑郁热证。

治法：清泄胆腑，化湿通窍。

处方：麻杏苡甘汤合龙胆泻肝汤加减。龙胆草10g，栀子10g，黄芩10g，柴胡6g，蜜麻黄3g，杏仁10g，薏苡仁10g，辛夷5g，苍耳子10g，蔓荆子10g，路路通10g，白芷10g，葛根10g，甘草5g。7剂，水煎服。日1剂，分2次口服。

配合头孢丙烯片0.5g每日1次，同时应用生理盐水冲洗鼻腔。

7月12日二诊：服初诊方药后诸症明显减轻，黄浊涕少许，偶有头痛，无鼻塞，纳可，睡眠欠佳，二便调，舌质红，苔薄黄，脉数。体格检查：咽未充血，咽后壁可见少许浊涕倒流，扁桃体无肿大，心、肺（-）。初诊方减龙胆草、栀子、苍耳子，加苍术、枳壳各10g。7剂，水煎服。日1剂，分2次口服。

配合生理盐水冲洗鼻腔。

11月19日三诊：服药后诸症皆消，嘱畅情志、防复感。

【按语】该患儿大量浊涕，且鼻流不止，症状典型，符合现代医学鼻窦炎的特点，属于中医"鼻渊"的范畴。此案例属于鼻渊的另一证型——胆腑郁热证。究其原因，患儿因与同伴发生争执后情志不舒，郁郁寡欢，气郁化火，胆火循经上犯，移热于脑，伤及鼻窦，导致浊涕不止，发为本病。沈玉鹏认为，患儿本以气郁化火为主，标以热伤鼻窍为主，故治疗时应标本兼顾，方选龙胆泻肝汤合麻杏苡甘汤加减，效果更佳。其中龙胆草、栀子、黄芩、柴胡清泄肝胆实火；麻黄、杏仁合用宣肃肺气；薏苡仁除湿祛风，兼能运脾化湿；路路通、辛夷、苍耳子、蔓荆子均可宣通鼻窍，清利头目；葛根、白芷生津舒筋，化浊排脓；甘草和诸药、建中州。二诊时，去龙胆草、栀子、苍耳子，加苍术、枳壳以运脾化湿，强后天之本。

三、鼻鼽

案例 1：肺脾两虚证

患者，男，6 岁。

初诊日期：2023 年 8 月 26 日。

主诉：鼻痒伴清涕 1 周。

现病史：患儿 1 周前无明显诱因出现鼻塞、鼻痒、流清涕，伴眼睛痒，无咳嗽、咳痰，舌红，苔薄白，指纹浮紫。追问病史，患儿每年春、秋两季都会出现相似症状。刻下症见鼻塞，鼻痒，流清涕，眼睛痒，食纳欠佳，面色㿠白，夜寐欠安，二便调，舌质淡，苔白腻。

查体：双侧结膜充血，咽部未充血，双侧扁桃体未肿大，心、肺、腹（－）。

中医诊断：鼻鼽。

西医诊断：过敏性鼻炎。

证型：肺脾两虚证。

治法：补肺益气，健脾除湿，宣肺通窍。

处方：玉屏风散合麻杏苡甘汤加减。炒苦杏仁 10g，蜜麻黄 3g，麸炒薏苡仁 12g，茯苓 12g，白术 10g，辛夷 10g，苍耳子 7g，荆芥 10g，防风 10g，黄芪 10g，白术 10g，甘草 3g，菊花 10g。7 剂，水煎服。日 1 剂。嘱外出时戴口罩，避免接触粉尘及动物毛发等。

9 月 2 日二诊：患者家属诉患儿再无鼻塞，偶有鼻痒、流清涕、眼痒，纳差，怕冷。查体：双侧结膜未见充血。初诊方去苍耳子、菊花，加当归 10g，大枣 3g，枳壳 10g。7 剂，水煎服。日 1 剂。

患儿未来复诊，随访知其症状均已消失。

【按语】鼻鼽，或称鼽嚏，是指以突然和反复发作的鼻痒、喷嚏、流清涕、鼻塞等为特征的鼻病。《刘河间医学六书·素问玄机原病式》说"鼽者，鼻出清涕也""嚏，鼻中因痒而气喷作于声也"。《黄帝内经》中多次论及本病。如《素问·脉解》说："所谓客孙脉则头痛鼻鼽腹肿者，阳明并于上，上者则其孙络太阴也，故头痛鼻鼽腹肿也。"后世历代医家对本病的论述也较多，是临床较为常见、多发的鼻病，与过敏性鼻炎相似。沈玉鹏指出，中医认为过敏性鼻炎属先天禀赋特异，肺、脾、肾三脏亏虚，鼻窍失养，易为风寒湿邪所犯，滞留鼻窍，阻滞气道所致。急性发作时以缓解患儿症状为主，予以麻黄、杏仁开宣肺气；薏苡仁、茯苓、白术化湿健脾，以益后天之本；辛夷、苍耳子为鼻科要药，以辛散通窍；防风、川芎祛风止痒；菊花清肝明目；甘草调和诸药。二诊时患儿症状好转，食纳差，故予以健脾益气养血之当归、大枣、枳壳之品。通过辨证加减温补肺、脾、肾三脏，调节脏腑气血阴阳，改善机体的免疫情况，进而在体质上改善患者体内的高敏状态。所谓"正气存内，邪不可干"，提高人体正气，从根本上对抗过敏性鼻炎的发作。

案例2：外邪袭表证

患者，女，9岁。

初诊日期：2023年10月12日。

主诉：鼻塞、鼻痒伴流涕10余日。

现病史：患儿10日前接触动物后出现鼻塞、鼻痒、喷嚏、流涕，眼睛痒，流泪，夜间鼻塞明显，张口呼吸，口服抗过敏药及鼻喷剂等治疗，效果欠佳。刻下症见神志清，精神尚可，鼻塞、喷嚏、流清涕，眼睛痒，流眼泪，食纳差，睡眠欠佳，二便调。查体：咽部无充血，心、肺（－），舌淡胖、有齿痕，苔白，脉沉细。

中医诊断：鼻鼽。

西医诊断：过敏性鼻炎。

证型：外邪袭表证。

治法：宣肺通窍，温阳健脾。

处方：麻杏苡甘汤合小建中汤加减。麻黄3g，苦杏仁10g，炒薏苡仁20g，路路通10g，石菖蒲10g，辛夷（包煎）3g，苍耳子10g，川芎10g，白芷10g，细辛2g，桂枝10g，白芍10g，干姜6g，五味子6g，甘草3g。4剂，水煎。日1剂，分2次温服。嘱忌生冷、油腻、辛辣及发物，避免粉尘吸入，减少与动物接触。

10月17日二诊：鼻塞减轻，夜间无张口呼吸，流涕、喷嚏减少，食纳仍差，睡眠可，二便调，舌淡，苔白，脉细。初诊方去细辛，加黄芪15g，白术10g，防风6g，枳壳10g。6剂，用法同前。

10月24日三诊：患儿鼻塞、流涕、喷嚏缓解，食纳可，睡眠可，二便调，舌淡，苔白，脉细。以六君子汤合玉屏风散加减：黄芪15g，白术10g，防风6g，陈皮6g，法半夏6g，茯苓10g，太子参6g，川芎6g，白芷6g，路路通10g，石菖蒲10g，甘草6g。6剂，用法同前。服药后诸症消失，痊愈。

【按语】小儿先天脾虚为主，加之接触动物毛发，诱而患病，故治疗以宣肺通窍、温阳健脾为主，在麻杏苡甘汤的基础上加辛夷、苍耳子宣通鼻窍；白芷、川芎引药上行，增强通窍之功；配合白芍、桂枝、干姜、细辛、五味子取小建中之意，温阳健脾散寒；且桂枝、白芍调和营卫。二诊时症状明显减轻，故去温阳散寒之细辛，加黄芪、白术、防风益气固表，防风、乌梅祛风抗过敏，加枳壳以健脾运脾。三诊时考虑患儿素体肺脾气虚，故以六君子汤合玉屏风散健脾益气、补肺固表，川芎、白芷、路路通、石菖蒲芳香通窍，以防复发。

案例3：风寒犯肺证

患者，女，4岁。

初诊日期：2022年10月27日。

主诉：鼻塞、流涕1个月。

现病史：患儿1个月前因感冒后出现鼻塞、流涕，起初流清涕，无咳嗽、咳痰，无发热，无咽痛等症状，家属自行给予口服小儿氨酚黄那敏颗粒及利巴韦林等药，患儿鼻塞、流涕减轻。此后患儿遇冷或天气变化，鼻塞明显加重，喷嚏频作，家属前往当地医院就诊，考虑为过敏性鼻炎，给予酮替芬及孟鲁司特钠等治疗，患儿症状稍有减轻，但夜间鼻塞明显，清晨喷嚏、流涕明显。刻下症见微恶风寒，无汗，鼻塞、流清涕，以晨起遇冷或刺激性气体加重，鼻不闻香臭，睡眠欠佳，纳差，二便调，舌质红，苔薄白，脉浮缓。

西医诊断：过敏性鼻炎。

中医诊断：鼻鼽。

证型：风寒犯肺证。

治法：祛风解表，宣肺通阳。

处方：麻黄汤合麻杏苡甘汤加减。麻黄5g，杏仁10g，薏苡仁10g，淡豆豉10g，辛夷5g，苍耳子10g，细辛3g，石菖蒲10g，路路通10g，当归10g，防风10g，僵蚕10g，甘草5g。6剂，水煎服。日1剂，分次口服。

11月4日二诊：服初诊方药后诸症明显减轻，晨起偶有喷嚏，流涕减少，无恶风，夜间鼻塞缓解，睡眠可，二便正常，舌质淡，苔白，脉缓。初诊方减细辛、淡豆豉、僵蚕，加浙贝母、牡蛎、玄参、白芷各10g。6剂，水煎服。日1剂，分2次口服。

11月10日三诊：服药后诸症皆消，继以玉屏风散合异功散善后，随访再未复发。

【按语】该患儿起初有感冒症状，继而鼻塞、流涕，遇冷或天气变化加重，喷嚏频作，符合现代医学过敏性鼻炎的特点，因鼻塞、流涕，鼻不闻香臭，故属于中医"鼻鼽"的范畴。临床以鼻塞，流清水涕，鼻痒，喉部不适，甚则咳嗽为主要临床表现。沈玉鹏认为：小儿脏腑娇嫩，肺气不足，感受外邪则不能正常宣发和肃降，气逆而上，肺开窍于鼻，肺气失宣，则鼻不闻香臭，且易出现鼻塞、流涕等症状；加之六淫以风邪患病最广。本病病症具有反复发作、起病急、发病快等特点。其表现符合"风邪，其性轻扬，善行数变"之特征。治以祛风解表，宣肺通阳，麻杏苡甘汤加减。麻杏苡甘汤出自《金匮要略》，是张仲景治疗风湿所致周身疼痛的有效方剂，原文曰："病者一身尽痛，发热，日晡所剧者，名风湿。此病伤于汗出当风，或久伤取冷所致也，可与麻黄杏仁薏苡甘草汤。"沈玉鹏活用此方治疗过敏性鼻炎效果显著。其中麻黄、细辛、防风、淡豆豉疏风散邪，除湿温经；杏仁、僵蚕宣肺卫之表，充卫通阳，而现代药理研究显示麻黄、杏仁有明显抗过敏作用，故选用更为合拍。薏苡仁除湿驱风，兼能运脾化湿，而辛夷、苍耳子，鼻科药对，有疏风祛邪，通利鼻窍之功；路路通、石菖蒲芳香开窍；当归养血活血；甘草和诸药、建中州。全方共奏祛风解表、宣肺通阳之效。沈玉鹏指出：过敏性鼻炎为反复发作性疾病，缓解临床症状之余，一定要注意体质调理，故治疗后期加以益气健脾、养血活血之品，如当归、黄芪、党参、白术、茯苓等药。此外，此类患儿一般均伴有腺样体肥大或者哮喘，故中医当痰瘀论治，可加用消瘰丸（玄参、浙贝母、牡蛎）或地龙、僵蚕、蝉蜕、白果等止咳平喘之品。

四、咳嗽

案例1：风寒袭肺证

患者，男，4岁。

初诊日期：2022年11月20日。

主诉：咳嗽1周。

现病史：1周前因受凉出现咳嗽，咳痰，色白清稀，伴鼻塞流清涕，恶寒无汗，食纳减少，无呕吐、恶心，无胸闷、气短，二便正常，舌淡，苔薄白，脉浮紧。查体：扁桃体Ⅱ度肿大，咽略红，双肺呼吸音略粗。

中医诊断：咳嗽。

西医诊断：支气管炎。

证型：风寒袭肺证。

治法：疏风散寒，宣肃肺气。

处方：杏苏散加减。杏仁10g，紫苏子10g，法半夏5g，陈皮10g，茯苓10g，桔梗10g，荆芥10g，防风10g，蜜麻黄3g，甘草3g。5剂，水煎服。日1剂，分2次服用。

11月26日二诊：服初诊方药后无恶寒无汗，仍有咳嗽，但咯痰顺利，痰质稍稠，晨起咳嗽亦有加重，纳差，舌红，苔白腻，指纹浮紫。查体：扁桃体Ⅱ度肿大，咽部未见充血，双肺呼吸音略粗。四诊合参，继以杏苏散合止嗽散加减：杏仁10g，紫苏子10g，法半夏5g，陈皮10g，茯苓10g，紫菀10g，百部10g，白前10g，前胡10g，甘草3g。5剂，水煎服。日1剂，分2次服药。

12月1日三诊：服药后咳嗽明显减轻，咯痰顺利，痰少，纳差，面色白，疲乏，舌红，苔腻，口中可闻及异味。查体：扁桃体Ⅱ度肿大，咽部未见充血，双肺呼吸音略粗。四诊合参，患儿久咳耗伤肺脾之气，故予以杏苏散合六君子汤加减。杏仁10g，紫苏子10g，法半夏5g，陈皮10g，茯苓10g，太子参10g，茯苓10g，白术10g，枳壳10g，苍术10g，焦山楂10g，乌梅10g，甘草3g。7剂，水煎服。日1剂，分2次服药。

后随访其母，诉患儿病愈，纳可，睡眠可。

【按语】小儿为稚阴稚阳之体，外邪侵袭，肌肤腠理闭塞，首先累及肺卫。张景岳言"六气皆令人咳，风寒为主"，小儿咳嗽尤为如此。小儿若草木方萌，生机旺盛，然脏腑娇嫩，《小儿药证直诀·变蒸》曰："五脏六腑，成而未全……全而未壮。"加之肺为娇脏，居高位而与外界相通，故外感邪气首先犯肺。此患儿受寒邪侵袭，导致寒邪束表，肺气不宣，故出现咳嗽、咳痰，恶寒无汗等一系列风寒表证。小儿脏腑娇嫩，形气未充，故造就了其发病容易、传变迅速的病理特点。因此，首先以解表邪为主，防止外邪入里化热。方选杏苏散加荆芥、防风、麻黄之物，以解表散寒，表邪气得散，则肺可免寒邪侵袭，故而咳嗽亦可减轻。且方中杏仁、紫苏子、桔梗皆为宣降肺气之品，加之陈皮、半夏、茯苓，燥湿健脾，化痰除湿，以防生痰之源，体现治病求本之原则。二诊时患儿仍有咳嗽、咳痰，遂加止嗽散，取其止咳化痰之意。后期患儿因久咳伤及肺脾之气，予以六君子汤以补肺健脾益气。且加苍术、枳壳、乌梅、焦山楂之品，以运化脾胃，健脾除湿，以增强气血生化之源。标本兼治，方能疗效更佳。

沈玉鹏在治疗小儿肺系疾病时，非常重视脾、胃。脾、胃为后天之本，脾、胃强则肺气充沛，肺气足则患儿可抵外邪侵袭。临床实践证明，沈玉鹏的健脾运脾之思想效果显著。

案例 2：痰湿蕴肺证

患者，男，4 岁。

初诊日期：2023 年 9 月 25 日。

主诉：反复咳嗽 1 个月。

现病史：患儿家属诉近 1 个月出现反复咳嗽，咳痰，呈白痰，质地黏稠，难以咯出，以晨起及夜间加重，脘痞，无胸闷、气短，食纳差，乏力，夜寐安，二便正常，舌淡，苔白腻。查体：扁桃体Ⅰ度肿大，咽充血，双肺呼吸音粗，未闻及干、湿啰音。

中医诊断：咳嗽。

西医诊断：支气管炎。

证型：痰湿蕴肺证。

治法：燥湿化痰，宣肺理气止咳。

处方：杏苏二陈汤加减。杏仁 10g，紫苏子 10g，半夏 5g，陈皮 10g，茯苓 10g，紫菀 10g，百部 10g，白芥子 5g，莱菔子 10g，蝉蜕 6g，甘草 3g。5 剂，水煎服。日 1 剂。

9 月 30 日二诊：患儿咳嗽减轻，咳嗽频次及持续时间均减少，痰多，纳差。查体：咽无充血，扁桃体Ⅰ度肿大，双肺呼吸音清。上方去白芥子、莱菔子、蝉蜕，加水蛭、蜜麻黄各 3g，苍术、枳壳、焦山楂各 10g。

患儿未来复诊，随访知其咳嗽已愈。

【按语】有声无痰为咳，有痰无声为嗽，有声有痰谓之咳嗽。咳嗽的病变部位在肺，常涉及脾。小儿脾常不足、肺常虚，若病程日久，耗伤正气，肺气失宣、脾失健运，而痰浊内生，故可见咳嗽有痰。治以燥湿化痰，宣肺理气止咳，杏苏二陈汤加减。其中杏仁、紫苏子降气消痰，止咳平喘；半夏，其性辛温而燥，最善燥湿化痰，且能和胃降逆而止呕；辅以陈皮理气燥湿，使气顺而痰消；茯苓健脾渗湿，使湿无所聚，则痰无所生，是兼顾其本之法。沈玉鹏在临床上精于辨证，灵活加减，每获良效。气虚明显者，加黄芪；寒痰为主，加炙麻黄、细辛、干姜，以温肺化痰；热痰明显，加瓜蒌、竹黄、鱼腥草，以清热化痰；燥热咳嗽，加桑叶、枇杷叶、麦冬；食积，加莱菔子、槟榔、焦山楂、苍术、枳壳，以消食化痰；顽痰不化者，"痰瘀同治"，加水蛭。水蛭药性平和，是祛瘀力强而不伤正的活血祛瘀药，其有多种活性成分，现代药理研究证明其可以改善肺微循环有抗炎作用。

案例3：脾虚痰湿证

患者，男，3岁6个月。

初诊日期：2022年9月20日。

主诉：咳嗽、咳痰3月余。

现病史：3个月前因支气管肺炎住院治疗，出院后3个月间断出现咳嗽，咳痰，痰咳不出。其母亲给予相关对症药物，咳嗽、咳痰未见缓解，食纳差，无呕吐、恶心，无胸闷、气短，大便稍干，每日1次，小便正常，舌淡，苔白腻，指纹紫。查体：扁桃体Ⅰ度肿大，咽略红，双肺呼吸音略粗，心（-）；查血常规及胸部DR未见异常。

中医诊断：咳嗽。

西医诊断：支气管炎。

证型：脾虚痰湿证。

治法：健脾化痰，宣肺止咳。

处方：杏苏二陈汤合止嗽散加减。杏仁10g，紫苏子10g，半夏5g，陈皮10g，茯苓10，桔梗10g，紫菀10g，桑叶10g，枇杷叶10g，蜜款冬花6g，葶苈子6g，神曲10g，鸡内金10g，甘草5g。5剂，水煎服。日1剂，分2次服药。

9月25日二诊：患儿服初诊方药后，其母述咳嗽、咳痰较前缓解，晨起及夜间仍咳嗽频繁，食纳好转，大便仍干，小便正常。查体：扁桃体Ⅰ度肿大，咽部未见红肿，双肺呼吸音略粗，心（-）。原方基础加麸炒薏苡仁15g，干姜3g，肉苁蓉10g。5剂，水煎服。日1剂，分2次服药。

9月30日三诊：服药后，患儿咳嗽、咳痰，痰多症状较前明显减轻，晨起及夜间稍咳嗽，食纳可，大便稍干。查体：扁桃体Ⅰ度肿大，咽部未见红肿，双肺呼吸音清，心（-）。二诊方基础加减，方药如下：杏仁10g，紫苏子10g，半夏10g，陈皮10g，茯苓10g，桔梗10g，紫菀10g，枇杷叶10g，蜜款冬花6g，葶苈子6g，神曲10g，鸡内金

10g，生薏苡仁 15g，肉苁蓉 10g，郁李仁 10g，甘草 5g。5 剂，水煎服。日 1 剂，分 2 次服药。

10 月 8 日四诊：服药后，患儿稍咳嗽、咳痰，晨起及夜间数声咳嗽即止，食纳可，大便稍干。查体：扁桃体Ⅰ度肿大，咽部未见红肿，双肺呼吸音清，心（-）。继续上方 3 剂巩固治疗，后随诊知患儿病愈。

【按语】小儿咳嗽是儿科疾病中最常见、普遍的疾病。咳嗽的病因多为肺宣肃失常、通调水道功能失职，水液疏布失常，聚而成饮成痰。饮湿内停进一步影响肺的宣肃功能，导致咳嗽、喘息等症，进一步影响水液代谢，形成恶性循环。外感日久，影响中焦气机升降，脾失运化，肝失疏泄，皆可水停，而与肺失宣肃、通调水道相关，进而饮湿留而不去，聚而生痰。小儿为稚阴稚阳之体，外邪侵袭，肌肤腠理闭塞，首选累及肺卫。张景岳言"六气皆令人咳，风寒为主"，小儿咳嗽尤为如此。小儿若草木方萌，生机旺盛，然脏腑娇嫩，《小儿药证直诀·变蒸》曰："五脏六腑，成而未全……全而未壮。"加之肺为娇脏，居高位而与外界相通，故外感邪气首先犯肺。五脏间生理相连，病理相传，内伤他脏之病，多可累及于肺而致咳嗽，如肝木不疏，乘克肺金而致咳，脾失运化，"母病及子"而致咳，肾虚无力纳气，"子病及母"而致咳，等等。尤其是脾胃失于运化，乳食积滞，极易累及肺脏致肺失宣肃而出现咳嗽、咳痰等症。然而，不论是外感邪气从肌表、口鼻侵袭于肺，还是肝、脾、肾三脏病变累及于肺，最终均通过肺气宣肃失常、失于通调水道而咳嗽。可见，小儿咳嗽一症的病变脏腑和病机归宿，均与肺直接相关。沈玉鹏认为，小儿具有"脏腑娇嫩，形气未充，肺、脾、肾三脏尤为突出"的生理特点，是小儿咳嗽高发病率的重要原因。肺主气，司呼吸，天之清气由肺呼入人体。脾主运化，水谷精微从脾转输，营养全身，为后天之本。肾藏精，主生殖，为先天之本，元气之根。清气、水谷精微和元气，共组卫气，运行脉外，保护机体，抵御外邪。《灵枢经·本脏》云："卫气者，所以温分肉，充皮肤，肥腠理，司关合者也。"小儿肺、脾、肾三脏常不足，卫气不固，易为外邪所伤；加之小儿脾气尚虚，运化失职，暴饮暴食，更易饮食积滞，如此迭为因果，脾、胃更虚。一方面脾虚不能运化，痰湿内生，上阻于肺，肺失宣降，发为咳嗽；另一方面，食积日久，内有实邪，更易招感外邪，导致咳嗽。因此，沈玉鹏认为，小儿咳嗽病机常为肺脾两虚，外感邪气，病位涉及肺、脾两脏，病性多虚实夹杂，治疗当在疏散外邪基础上，补肺健脾，与成人外感咳嗽治疗略有不同。《素问·咳论》言"五脏六腑皆令人咳，非独肺也"，亦与沈玉鹏小儿咳嗽病位在肺、脾两脏观点息息相应。然肺脾两虚，又有阳虚有寒和阴虚有热之别，究其原因，盖小儿饮食积滞，日久化热，热伤阴液，形成阴虚有热病理机制；或小儿平素嗜食生冷，寒冷伤阳，损伤脾阳，形成阳虚生寒病理机制。也就是小儿咳嗽中医证型常为脾、肺虚弱，痰湿阻肺，兼有阳虚生寒化饮，治疗当标本兼顾，肺、脾同调。故沈玉鹏多用杏苏二陈汤合用止嗽散治疗小儿脾虚痰湿咳嗽，杏仁、紫苏子、陈皮、半夏理气化痰；茯苓、甘草以健脾利湿。其中杏仁、紫苏子降气消痰，止咳平喘；半夏，其性辛温而燥，最善燥湿化痰，且能和胃降逆而止呕；辅以陈皮理气燥湿，使气顺而痰消；茯苓健脾渗湿，使湿无所聚，则痰无所生，是兼顾其本之法。沈玉鹏认为：气虚明显者，加黄芪；寒痰为主者，加蜜麻黄、细辛、干姜，以温肺化痰；热痰明显者，加瓜蒌、竹黄、鱼腥草，以清热化痰；燥热咳嗽者，加桑叶、枇杷叶、麦冬；食积者，加莱菔子、槟榔、焦山楂、枳实，以消食化痰；顽痰不化者，"痰瘀同治"，加水蛭。止嗽散出自《医学心悟》，由桔梗、荆芥、紫菀、百部、白前、陈皮、甘草组成，具有疏风润肺的功效。止嗽散被称为"治咳嗽通剂"，以苦辛温润平和之剂，治疗"诸般咳嗽"。《医学心悟》中认为，肺为娇脏，用药不应当过散、过温或过寒，所以制出了温润平和的止嗽散，而止嗽散随症加减，可以治疗多种咳嗽。方中紫菀、百部味苦而性温润，入肺经，能够理肺止嗽，下气化痰，为君药；桔梗善宣肺气而化痰，白前善降肺气而祛痰止咳，共为臣药，以助君药宣降肺气，止咳化痰；陈皮理气化痰，为佐药；甘草调和诸药，与桔梗一同利咽止咳，为使药。二方合用，前方以健脾祛湿、化痰止咳为主，后方以疏风润肺为主，共同治疗风热咳嗽。二诊用药考虑咳嗽减轻，重点在于润肺清热，健脾通便，遂加麸炒薏苡仁、干姜、肉苁蓉，以增强通便之功。

沈玉鹏认为，要在小儿咳嗽的治疗中灵活应用杏苏二陈汤，同时强调临床使用中既要灵活辨明气色、脉象、舌象、痰饮、咳喘、兼证等6个环节，甚或"但见一证便是，不必悉具"，又要在药味、药量方面灵活化裁，合理增用清热、化痰、养阴、益气之味，大大拓宽杏苏二陈汤的使用范围，使广大患儿受益。

五、肺炎喘嗽

案例 1：风热闭肺证

患者，女，9岁6个月。

初诊日期：2023年3月10日。

主诉：咳嗽伴发热4日。

现病史：患儿4日前因受凉后出现咳嗽、咳痰，量多、质稠、色黄，无咳喘，呼吸平稳，发热，体温38.7℃，胃纳欠佳，夜寐欠安，小便黄，大便1日1次，偏干，舌质红，苔白腻偏黄，脉数。查体：咽部充血，扁桃体Ⅱ度肿大，双肺呼吸音粗，右肺底可闻及少许细湿啰音，心（-）。实验室检查：血常规示白细胞 12.3×10^9/L，NE80%，MONO6%，C-反应蛋白12.5mg/L。胸部DR显示双肺纹理增重，右下肺可见散在炎性渗出。

中医诊断：肺炎喘嗽。

西医诊断：支气管肺炎。

证型：风热闭肺证。

治法：辛凉解表，开宣肺气，降逆化痰，止咳平喘。

处方：银翘散合麻杏石甘汤加减。金银花10g，连翘10g，生石膏（先煎）15g，蝉蜕6g，僵蚕10g，板蓝根10g，荆芥10g，防风10g，杏仁10g，炙麻黄3g，大青叶10g，炒莱菔子10g，甘草6g。3剂，水煎服。日1剂，分2次服药。

配合抗生素头孢克肟颗粒75mg，口服，每日2次，嘱患儿休息，避免剧烈活动。

3月13日二诊：服初诊方药后，发热已退，咳嗽、咳痰较前稍减，痰黄黏稠、量多，大便1日1次，大便干，小便正常，舌质红，苔白腻偏黄，指纹浮紫。查体：咽充血，扁桃体Ⅰ度肿大，双肺呼吸音粗，右肺底可闻及散在细湿啰音，心（－）。四诊合参，更方麻杏石甘汤加减：杏仁10g，炙麻黄5g，紫苏子10g，莱菔子10g，连翘10g，薄荷5g，蝉蜕6g，浙贝母10g，瓜蒌10g，甘草6g。仍5剂，水煎服。日1剂，分2次服药。

抗生素服用5日后停药。

3月18日三诊：患儿服药后咳嗽明显减轻，咳嗽时可闻及喉间痰鸣音，不易咳出，纳差，时有口干，夜寐安，二便正常，舌质红，苔黄腻，指纹浮紫。查体：咽部稍充血，扁桃体未见明显肿大，双肺呼吸音粗，未闻及明显干、湿啰音及哮鸣音。复查血常规提示未见明显异常。上方去莱菔子、炙麻黄、连翘、薄荷、蝉蜕，加陈皮10g，半夏10g，神曲10g，炒鸡内金6g。7剂，水煎服。日1剂，分2次服药。

3月18日四诊：患儿咳嗽明显减轻，时有干咳，低热盗汗，食纳一般，夜寐安，二便调，舌质红，少苔，指纹淡红。查体：咽部未见充血，扁桃体未见肿大，听诊双肺呼吸音清，未闻及干、湿啰音及哮鸣音。予胸片复查，显示双肺纹理稍重。修正诊断：肺炎喘嗽，证属阴虚肺热。治以养阴清肺，润肺止咳。处方为沙参麦冬汤加减。杏仁10g，炙麻黄5g，紫苏子10g，沙参10g，麦冬10g，玉竹10g，桑叶10g，枇杷叶10g，天花粉10g，焦山楂10g，乌梅10g，甘草6g。7剂，水煎服。日1剂，分2次服药。

嘱患儿家属如咳嗽、咳痰缓解，可停止复诊。

【按语】小儿脏腑娇嫩，形气未充，且肺为娇脏，一旦感受外邪，抵抗力差，肺脏最易受累，又因小儿为"纯阳之体"，外邪侵袭后易从阳化热，出现肺卫同病。临床中热证者占大多数，临床表现为发热、有汗或无汗、咳嗽气喘、口渴喜饮等风热闭肺、宣降失调之证。治宜辛凉解表、宣肺降气、化痰止咳平喘，选用银翘散合麻杏石甘汤化裁。案例中患儿初起发热，故予以银翘散合麻杏石甘汤化裁，主要以祛除外邪为主，且因有金银花、连翘、石膏等寒凉之品，故中病即止，多则易损伤患儿脾胃；二诊时热退，故予以麻杏石甘汤主要以开宣肺气，加止咳化痰之品；三诊时患儿咳嗽明显好转，大便正常，故去掉降气润肠之莱菔子，以及宣肺利咽之麻黄、连翘、薄荷、蝉蜕；四诊时患儿均有所好转，然因咳嗽迁延，久热久咳，耗伤肺阴，故而时有干咳、少痰、舌红少苔，余邪留恋不去，则导致低热盗汗，故可诊断为阴虚肺热之肺炎喘嗽，处方以沙参麦冬汤。

沈玉鹏在治疗过程中始终贯穿顾护脾胃之思想，故患儿脾、胃强健，恢复亦快，疗效显著。

案例2：痰热闭肺证

患者，男，5岁6个月。

初诊日期：2023年6月2日。

主诉：发热2日。

现病史：患儿发热2日，最高体温38.9℃，咳嗽，咳痰，痰黄不易咳出，喉间可闻及痰鸣音，未见喘息、张口抬肩，食纳欠佳，夜寐可，大便1日1次，稍干，小便正常，舌红，苔黄腻，指纹浮紫。查体：咽部充血，扁桃体Ⅱ度肿大，听诊双肺呼吸音粗，未闻及干、湿啰音及哮鸣音，心脏未查及明显异常。实验室检查：血常规示白细胞12.3×10^9/L，NE78%，MONO7%，C-反应蛋白20mg/L。胸部DR显示双肺纹理增重。

中医诊断：肺炎喘嗽。

西医诊断：小儿肺炎。

证型：痰热闭肺证。

治法：清热涤痰，开肺定喘。

处方：银翘散合麻杏化瘀汤加减。石膏20g，金银花10g，连翘10g，板蓝根10g，麻黄3g，杏仁10g，淡豆豉10g，贯众10g，荆芥10g，防风10g，水蛭3g，黄芩10g，桔梗10g，大青叶10g，甘草5g。3剂，水煎服。日1剂，分2次服药。

配合西药头孢克肟颗粒50mg，口服，每日2次，嘱避免剧烈活动，清淡饮食。

6月5日二诊：服初诊方药后患儿热已退，仍咳嗽、咳痰，黄痰，纳尚可，夜寐安，大便1日1次，稍干，小便正常。查体：咽部轻度充血，扁桃体Ⅰ度肿大，听诊双肺呼吸音粗，未闻及干、湿啰音及哮鸣音，心脏未查及明显异常。初诊方去石膏、麻黄、水蛭，加入瓜蒌10g，神曲10g，肉苁蓉10g。5剂，水煎服。日1剂，分2次服药。

6月10日三诊：服药后患儿稍咳嗽、咳痰，稍咳黄痰，纳尚可，夜寐安，大便1日1次，小便正常。查体：咽部未见充血，扁桃体未见肿大，听诊双肺呼吸音清，未闻及干、湿啰音及哮鸣音，心（-）。复查血常规未见明显异常。原方去瓜蒌、贯众，加入乌梅10g，山楂10g。5剂，水煎服。日1剂，分2次服药。

6月15日四诊：服药后患儿咳嗽、咳痰缓解，纳可，夜寐安，大便1日1次，小便正常。查体：咽部未见充血，扁桃体未见肿大，听诊双肺呼吸音清，未闻及干、湿啰音及哮鸣音，心（-）。未予以中药，嘱患儿适当户外运动，健康饮食。

【按语】肺炎喘嗽是临床小儿肺部疾病中的常见病症，近年来随着经济环境的影响，发病呈上升趋势。肺炎喘嗽多因外感风热时邪所致。小儿脏腑娇嫩，形气未充，且肺为娇脏，一旦感受外邪，抵抗力差，肺脏最易受累，又因小儿为"纯阳之体"，外邪侵袭后易从阳化热，出现肺卫同病。临床中热证者占大多数，临床表现为发热、有汗或无汗、咳嗽气喘、口渴喜饮等风热闭肺、宣降失调之证。治宜辛凉解表、宣肺降气、化痰止咳平喘，选用银翘散化裁。银翘散首载于吴鞠通《温病条辨》，该方用于治疗外感风温表证。沈玉鹏认为：金银花可疏散风热，清热解毒，且此药可清宣疏散，主要疏散风热表邪；而连翘主要作用为疏散风热，解毒消痈。两药相须为用，可增强疏散风热功效，共为君药。薄荷、牛蒡子主疏风清热而利咽喉；淡豆豉、荆芥、防风三药的辛温之性可助君药腠理而逐邪，也可芳香避秽；桔梗可宣肺止咳，且为诸药舟楫，可载药上行；甘草可调和诸药，护胃安中，与桔梗合用可清利咽喉。现代医学与药理研究发现，银翘散在治疗病毒感染性疾病如流感、急性扁桃体炎、急性上呼吸道感染等方面显效。现代药理研究表明，银翘散可以有效改善免疫抑制大鼠的免疫功能，且当银翘散煎煮3分钟时能达到最佳疗效。其机制大概是银翘散通过短煎频顿热服具有良好的发汗作用。沈玉鹏在治疗急性支气管炎、急性上呼吸道感染时，在银翘散基础上合用麻杏化瘀汤。麻杏化瘀汤组成包括麻黄、杏仁、石膏、紫苏子、黄芩、水蛭、浙贝母、桑白皮、前胡等药物。麻杏化瘀汤在麻杏石甘汤基础上化裁而来。麻黄辛温散寒，宣肺平喘，而石膏清热泻火，除烦止渴，主治温病气分实热证。麻黄、石膏两药合用，石膏的寒凉可抑制麻黄的温燥之性，为治肺热咳喘的最佳组合。石膏的用量须大于麻黄，可使麻黄专于宣肺平喘而不助肺热。杏仁配合麻黄宣肺平喘。沈玉鹏认为：方中的蝉蜕可止咳平喘，尤擅痉挛性的咳嗽，且现代药理研究蝉蜕具有镇静、抗惊厥作用；方中的水蛭可破血逐瘀；紫苏子可降气消痰，止咳平喘，且紫苏子可润肠通便，尤擅伴大便干的患儿；浙贝母可清热润肺止咳；桑白皮可泄肺止咳，尤擅小儿的肺热咳嗽。诸药同用，共奏其清热止咳平喘之效。

案例3：痰热闭肺证

患者，女，7岁。

初诊日期：2023年12月4日。

主诉：发热、咳嗽5日。

现病史：患儿5日前因受凉后出现发热，体温最高达39.5℃，伴寒战，咳嗽明显，呈阵发性咳，有痰难咳出，经服用"感冒药"治疗，效果不佳。刻下症见发热，测体温39.0℃，咳嗽喘促，面赤气粗，口渴鼻煽，唇红而干，喉间痰鸣，痰多而稠，精神不振，纳差，大便3日未解，小便色黄量少，舌质红，苔黄而腻，脉滑数。查体：体温39.0℃，呼吸30次/分，精神不振，面色晦暗，呼吸稍急促，三凹征弱阳性，口唇红，咽充血甚，扁桃体Ⅱ度肿大，双肺呼吸音粗，右下肺可闻及明显细小水泡音，双肺均可闻及痰鸣音。心、腹（-）。

中医诊断：肺炎喘嗽。

西医诊断：支气管肺炎。

证型：痰热闭肺证。

治法：宣肺定喘，清热化痰。

处方：麻杏石甘汤加减。蜜麻黄5g，杏仁10g，紫苏子10g，法半夏5g，水蛭5g，鱼腥草10g，石膏（先煎）20g，陈皮10g，茯苓10g，败酱草10g，瓜蒌10g，地龙10g，制大黄（后下）6g，款冬花10g，桔梗5g，甘草5g。4剂，日1剂。总量200mL，分次服用。

12月8日二诊：服初诊方药后再无发热，咳嗽缓解，晨起及活动后有喘息，呼吸平稳，无喉中痰鸣音，精神及食欲均好转，大便正常，小便色微黄，量较少。查体：体温36.8℃，咽充血，扁桃体Ⅱ度肿大，双肺呼吸音粗，右下肺可闻及细小水泡音，双肺均可闻及较多痰鸣音。心、腹（-），舌质淡红，苔腻微黄，脉滑数。初诊方去制大黄、石膏、桔梗，予以桑白皮10g，枇杷叶10g，白术10g。5剂，日1剂。总量200mL，分次服用。

12月13日三诊：服药后偶有轻咳，少痰，再无喘息及气促，精神及食欲尚可，二便正常。查体：咽稍充血，扁桃体无肿大，双肺呼吸音稍粗，未闻及湿啰音，心、腹（-），舌质淡红，苔白，脉细数，余无其他不适症状。二诊方基础上加用北沙参10g，五味子5g，陈皮10g。4剂，日1剂。总量200mL，分次服用。上药服毕，临床症状消失。

【按语】患儿以发热、气促、喘息、鼻翼煽动、喉中痰鸣、口渴唇红等症状为主，经口服感冒药物，治疗效果不佳，结合症状及体征，与临床分型之痰热闭肺型肺炎喘嗽相符合。因此，本患儿病变符合"肺炎喘嗽"之痰热闭肺证。肺炎喘嗽最早见于清代谢玉琼的《麻科活人全书》，是儿科呼吸系统较常见疾病，临床表现为发热、咳嗽、喘息、气促及鼻翼煽动等症状，属于西医小儿支气管肺炎范畴。中医认为，本病的病因责之为肺气不足，卫外不固，外感邪毒由口鼻而入，内攻于肺而发病，病机大多属邪毒由表入里，热与痰结，壅阻气道，致肺气郁闭，宣发肃降功能失常。其证治分型主要为风热闭肺、痰热闭肺等，但临床主要以痰热闭肺型最多见。"痰热"是主要的病理产物，痰热郁闭是其病机关键。因此，肺炎喘嗽病变部位多在肺，常累及其他四脏，正如《素问·咳论》所云"五脏六腑皆令人咳，非独肺也"。在治疗方面多选用《金匮要略》中所创立之麻杏石甘汤，以宣肺定喘、清热化痰。

沈玉鹏将水蛭、鱼腥草、败酱草等药物合用于麻杏石甘汤，称之为麻杏化瘀汤，用于治疗痰热闭肺型肺炎喘嗽，可缩短病程，提高治愈率。水蛭，咸、苦、平，有小毒，具有破血祛瘀之效，从药理作用讲，具有扩张毛细血管、促进肺部微循环作用。沈玉鹏将水蛭用于佐治肺炎喘嗽，改善肺气闭阻、气滞血瘀而致的喘促、气急，痰涎壅盛作用肯定，效果颇佳。同时，蜜麻黄、杏仁一升一降，一散一敛，以开宣肺气；水蛭联用鱼腥草，以解毒活血；地龙合半夏，以平喘化痰，调气通络。故而本方将调气、行血、化痰、通络等治法有机结合起来，祛除病邪，具有开肺化痰、平喘止咳、解毒活血的功效，使痰热去、腑实通、肺闭开，则咳喘自平，达到安肺的目的。

  沈玉鹏还认为，小儿肺炎喘嗽，病变部位在肺，根据"肺与大肠相表里"理论，提出"腑气通，则肺气降"。若腑气壅塞，气机不畅，浊气上逆，影响肺气宣肃，反而加重咳嗽、气促、喘息症状。故发热患儿，常有高热、烦躁、咽红肿痛，大便秘结，伴有咳嗽，必属邪毒蕴肺，热移肠腑。沈玉鹏在治疗中常以清热解毒为基础，加用制大黄以通腑泻下。若风热邪毒蕴肺，移热大肠，腑气不通，肠腑积滞不去，则高热难退。若单纯采用清热之剂，常难收显效。故而在治疗时于清热之中寓以泻下，应用釜底抽薪法，以通腑泄热，导火下行，使腑气通畅，积热随大便去，则高热自退。但要辨证准确，唯中病即止，以免损伤小儿正气。

  另外，沈玉鹏在治疗本病中注重辨证施治。本病早期实证居多，后期以肺脾气虚、脾肾阳虚为多见，若失治误治，常出现变证，如心阳虚衰，邪陷厥阴，必须精心救治，以免延误治疗最佳时机。肺炎喘嗽易伴见兼证，出现消化系统、神经系统症状，注意对证处理。

六、反复呼吸道感染

案例：肺脾气虚证

患者，5岁8个月。

初诊日期：2023年11月29日。

主诉：近1个月反复感冒3次。

现病史：患儿反复呼吸道感染，本月感冒3次，曾因"肺炎"住院4次。既往频繁口服贞芪扶正胶囊及玉屏风颗粒，效不佳。刻下症见面色苍白，易出虚汗，动则汗出，食欲不振，神疲乏力，少气懒言，形体瘦弱，大便偏干，舌质淡红，苔薄白，脉弱。查体：面色苍白，咽无充血，双侧扁桃体Ⅲ度肿大，心、肺、腹（-）。

中医诊断：小儿感冒病。

西医诊断：反复呼吸道感染。

证型：肺脾气虚证。

治法：益气健脾，补肺固本。

处方：固本健脾汤加减。黄芪10g，麸炒白术10g，防风10g，桂枝6g，当归10g，五味子6g，白芍10g，当归10g，龙骨10g，牡蛎10g，玉竹10g，陈皮10g，生地黄10g，黄精10g，焦山楂10g，甘草5g。5剂，水煎服。日1剂，总量200mL，分次服用。

12月4日二诊：服初诊方药后精神好转，食纳渐增，活动后出汗缓解，但以手足心出汗为主，伴有口渴喜饮水。查体：咽无充血，心、肺、腹（-）。初诊方去桂枝，加牡丹皮10g，北沙参10g，麦冬10g。5剂，日1剂。总量200mL，分次服用。

12月10日三诊：服药后精神好转，面色红润，进食量明显增加，出汗明显缓解，大便正常。查体：咽无充血，心、肺、腹（-），舌质淡红，苔白厚。余无其他不适症状。在二诊方基础上加厚朴、乌梅各10g。4剂，日1剂。总量200mL，分次服用。服药完毕，其间再无复感，一般情况尚可。

【按语】患儿反复感冒，1个月发作3次以上，伴有神疲乏力，形体消瘦，食欲不振，面色苍白、平素汗多症状，均属于肺脾气虚证。病变符合"小儿感冒病"之肺脾气虚证。小儿体禀不足，脏腑娇嫩，形气未充，五脏六腑功能皆不足，尤其以肺、脾、肾三脏更为突出。反复呼吸道感染病机本质正是肺、脾、肾三脏虚损，而致卫外不固，反复感邪，夹湿夹滞，内蕴化热，邪热内扰，甚则日久成瘀，病性多为本虚标实，其发病关键不在邪多，而在正气不足。脾与肺是母子关系，

"脾胃虚则肺先受病"。卫气根源于下焦，滋养于中焦，升发于上焦，故卫气功能的强弱直接受脾、胃影响。脾气旺盛，运化有力，气血充足上蕴于肺，卫气方能发挥充皮肤、实腠理、司开合的作用。若脾胃虚弱，土不生金，肺失所养，肺卫不足，营阴不能内守，腠理疏松，卫外失固，稍有外邪侵袭入里，则发为反复呼吸道感染。按其病程特点可分为感染期、迁延期、恢复期三期。三期邪正消长发生变化，病机有不同特点并有一定的演变规律。

沈玉鹏认为，反复感染的患儿在病后常可产生一些脾虚证候，如该患儿不思饮食、体倦乏力、身体消瘦等。由于感染病原体不同，年龄大小、体质差异、病情轻重、病程久暂、用药情况等，都可以直接影响在治病过程中的临床症候的出现，脾虚在各种感染阶段均可发生。本病患儿病程久者居多，故临床以肺脾气虚证型常见。病变脏腑在肺、脾，日久可累及肾脏，损伤津液，耗伤正气；病性以本虚标实为主。治疗方面应在治疗原发病基础上，注重调理脾胃，扶正固本，调和营卫。

沈玉鹏治疗小儿反复呼吸道感染，常用桂枝龙骨牡蛎汤合人参五味子汤加减，经方合用，疗效颇佳。人参常用党参代替，合陈皮以健脾益气；桂枝调和营卫、固本扶正；五味子、白术、茯苓调理心脾、养阴生津；玉竹、当归、白芍收敛护阴、养血和营；龙骨、牡蛎收敛止汗。伴有纳差、腹胀、便秘、舌苔白厚，表现饮食积滞症状者，可加用厚朴理气和胃；久病汗出易于伤阴耗液，续用乌梅、北沙参养阴敛营，顾护阴液。总之，该方可调和营卫，益气固表，标本兼治，散收合用，可提高机体抗病能力，以达到祛邪扶正、正胜邪去的目的。

沈玉鹏认为：小儿反复呼吸道感染，应注重疾病后期的调理，灵活加减药物。气阴不足者，加生脉饮；低热者，加用牡丹皮、地骨皮、银柴胡；纳差者，加鸡内金、焦山楂、焦神曲等，以消食导滞，健脾和胃。

第二节 脾胃系疾病

一、积滞

案例 1：乳食内积证

患者，男，6 岁。

初诊日期：2023 年 1 月 31 日。

主诉：纳差伴腹胀 2 日。

主诉：患儿 2 日前因饮食不节出现腹胀、口中异味、不思饮食，不伴呕吐、腹泻，无发热，精神尚可。家长自予健胃消食片、健儿清解液口服，但患儿症状无明显缓解。刻下症见无发热，不思饮食，腹胀，口臭，不伴呕吐、腹泻，频频失气，味酸臭，舌质红，苔白厚腻，脉滑。查体：腹胀，胃脘部压痛，全腹无反跳痛，肠鸣音稍活跃，咽无充血，扁桃体不大。

中医诊断：积滞。

西医诊断：消化不良。

证型：乳食内积证（食积）。

治法：消乳化食，和中导滞。

处方：保和丸加减。山楂 15g，神曲 10g，茯苓 10g，半夏 6g，陈皮 10g，连翘 10g，苍术 10g，厚朴 10g，槟榔 10g，莱菔子 10g，滑石 10g，薏苡仁 15g，当归 10g，甘草 5g。7 剂，水煎 200mL。日 1 剂，分 2 次口服。

2 月 7 日二诊：服初诊方药后腹胀、口臭缓解，食纳仍欠佳。查体：腹软不胀，胃脘部无压痛，肠鸣音正常。初诊方去厚朴、槟榔、滑石、薏苡仁，加乌梅、枳实各 10g。7 剂，水煎 200mL。日 1 剂，分 2 次口服。服药后诸症皆消，随访再未复发。

【按语】该患儿以腹胀、不思饮食、口臭为主症，符合中医"厌食"乳食内积的特征。积滞的主要病因为喂养不当，乳食内积不化，损伤脾、胃，致脾、胃功能失调。其病位在脾、胃，病属实证。基本病理改变为乳食停聚中脘，积而不化，气滞不行。小儿脏腑娇嫩，乳食不知自节，调护失宜，喂养不当，则易为乳食所伤。婴儿伤于乳者，多因哺乳不节，过急过量，冷热不调；伤于食者，多因饮食喂养不当，偏食嗜食，暴饮暴食，或过食肥甘厚味，煎炸炙煿，或贪食生冷、坚硬难以消化之物，或添加辅食过多过快。盖胃主受纳，为水谷之海，其气主降；脾主运化，为气血生化之源，其气主升。若乳食不节，脾、胃受损，受纳运化失职，升降失调，宿食停聚，积而不化，则成积滞。正如《证治准绳·幼科·宿食》载"小儿宿食不消者，胃纳水谷而脾化之，儿幼不知撙节胃之所纳，脾气不足以胜之，故不消也"；《素问·痹论》载"饮食自倍，肠胃乃伤"。本病一般预后良好，但若积久不消，迁延失治，可进一步损伤脾、胃，导致气血生化乏源，营养及生长发育障碍，致形体日渐消瘦而转为疳证，所以有"积为疳之母，无积不成疳"之说。积滞的病机关键在于乳食内积，治当消乳化食、和中导滞，正如《幼幼集成·食积证治》所言"夫饮食之积必用消导，消者散其积也，导者行其气也"。方以保和丸加减。方中山楂、神曲、莱菔子消食化积；半夏、陈皮行气化滞，和胃；食积易于生湿化热，故以茯苓渗湿健脾，和中；连翘清解郁热。本例患儿舌苔厚腻，腹胀，频频失气，配以厚朴行气导滞除胀，槟榔下积导滞，滑石、薏苡仁加强渗湿之功效。如若腹痛拒按，大便秘结，可加用大黄导滞；恶心呕吐，加用竹茹、生姜和胃降逆；大便稀溏，加白扁豆健脾渗湿、消中兼补。

沈玉鹏指出：积滞患儿应加强家庭护理，调理饮食，合理喂养。乳食应定时定量，富于营养，易于消化；切忌暴饮暴食，过食肥甘厚味、生冷瓜果、偏食零食或妄加滋补。应根据小儿生长发育规律合理添加辅食，遵循由少到多，由稀到稠，由一种到多种的原则，不可骤然添加，增加肠胃功能负担而积滞不化。

案例2：脾虚夹积证

患者，男，5岁11个月。

初诊日期：2023年9月11日。

主诉：不思饮食2周伴大便干。

现病史：患儿家属代述近2周患儿纳差，不欲饮食，食则饱胀，腹满喜按，无腹痛，自觉疲乏无力，精神不振，面色萎黄，多涎唾，夜间睡觉手心脚心热，头部正常，汗出多，舌质淡，苔白腻，脉细滑，指纹淡滞，小便可，大便干结，呈羊屎状，夜寐不安。查体：面色萎黄，心、肺（-），腹软，舌苔白腻，口中异味。

中医诊断：小儿积滞。

西医诊断：消化不良。

证型：脾虚夹积证（食积化热）。

治法：健脾助运，清热导滞。

处方：健脾丸合枳实导滞丸加减。党参10g，茯苓10g，山药10g，麸炒薏苡仁10g，麸炒苍术10g，厚朴10g，槟榔10g，焦山楂10g，乌梅10g，炒莱菔子10g，酒大黄3g，麸炒枳壳10g，甘草5g，牡丹皮10g，青蒿10g，五味子3g，木香10g。7剂，水煎服。日1剂，总量200mL，分次服用。

9月18日二诊：服初诊方药后精神好转，食纳稍有改善，可以进食，手脚心热有所改善，大便仍干。查体：咽无充血，心、肺（-），腹软，舌苔仍白腻。初诊方去大黄、五味子、青蒿、木香，加砂仁4g。7剂，水煎服。日1剂，总量200mL，分次服用。

9月25日三诊：服药后精神好转，面色由黄转为正常，荣润稍有光泽，进食量明显增加，手脚心热得以改善，已恢复正常，大便正常，日行1次。查体：咽无充血，心、肺（-），腹软，舌质淡红，苔白，口中已无异味。余无其他不适症状。二诊基础上去牡丹皮。7剂，水煎服。日1剂，总量200mL，分次服用。服药完毕，其间食纳尚可，口中无异味，大便恢复正常，一般情况尚可。

【按语】患儿近2周纳差，不欲饮食，食则饱胀，腹满喜按，无腹痛，自觉疲乏无力，精神不振，面色萎黄，多涎唾，舌质淡，苔白腻，口中异味，脉细滑，指纹淡滞，大便干结，呈羊屎状，均属于脾胃虚弱，腐熟运化不及，饮食停滞不化所引起的一系列消化系统症状，病属"小儿积滞"之脾虚夹积证。食积日久，化热伤津，则口干、手足心热。胃不和则卧不安，故而小儿夜寐不安。

小儿素体禀赋不足，脾、胃素虚；或病后失调，脾气亏虚，致脾、胃虚寒，腐熟运化不及，停滞不化，而成积滞。或饮食喂养不当，偏食嗜食，暴饮暴食，或过食肥甘厚味，贪食生冷，喜爱煎炸、坚硬难化之物，使脾、胃受损，受纳运化失职，升降失调，宿食停聚，积而不化，则成积滞。本病的病位主要在脾、胃。患儿素体脾气虚弱，可呈虚实夹杂证。在日常生活中，由于家长经验不足或过分溺爱，把握不好食量，任由患儿随意饮食，饥饱无常，长久如此，则必积滞。脾胃虚弱，运化失司，需补脾、胃之虚。因患儿脏腑娇嫩，不可使用"下"法，故以"补"为主，以"消"为辅，得以消散脾、胃积滞之邪。脾胃虚弱，清阳不升，浊气不降，中焦气机升降失宜，则不思饮食，食则腹胀；腑气不通，则大便干结。本方以党参、茯苓、山药为君药，党参补脾益气，茯苓健脾利湿，山药补脾养胃，三药合用，加强益脾之功，使补而不滞。薏苡仁、苍术、厚朴、枳壳为臣药，麸炒薏苡仁健脾止泻，麸炒苍术燥湿健脾，厚朴燥湿除满，麸炒枳壳理气消胀，消除郁滞，调理中焦气机。槟榔、焦山楂、乌梅、炒莱菔子四药合用，以消除积食，健胃开胃。少量大黄，清热导滞，荡涤肠、胃。二诊时去掉大黄，恐其泻下太过伤及脾、胃，去青蒿、五味子、木香，加用砂仁，芳香化湿，健运脾、胃；三诊时热已清，食积已化，故去掉牡丹皮，余药均以健运脾、胃。甘草为使药，补脾和中，调和诸药。

沈玉鹏认为，"小儿积滞"需准确辨别寒热虚实，对证选方加减，以奏奇效。要合理控制患儿的饮食摄入，给予药物调理，消除积滞，逐渐恢复正常饮食，保持脾、胃的正常纳运功能，使患儿气血充盛，体格强健。儿童切忌暴饮暴食，过食肥甘厚味、生冷食物，且不可偏食嗜食。

二、小儿厌食

案例：脾胃气虚证

患者，男，4岁。

初诊日期：2022年4月16日。

主诉：纳差1个月。

现病史：患儿纳差1个月，平素体弱多汗，易感冒，大便溏薄，夹不消化物，家长给予健胃消食片、多酶片口服，效果欠佳。刻下症见无发热，食少纳呆，懒言，大便溏薄，夹不消化物，舌质淡，苔薄白，脉缓。查体：形体消瘦，面色不华，咽不红，扁桃体不大，双肺呼吸音清，腹软无压痛。

中医诊断：厌食。

西医诊断：消化不良。

证型：脾胃气虚证。

治法：健脾行气，醒脾开胃。

处方：运脾汤加减。党参10g，茯苓10g，山药10g，薏苡仁10g，莲子10g，陈皮10g，苍术10g，厚朴10g，槟榔10g，山楂10g，莱菔子10g，乌梅10g，当归10g，连翘10g，枳壳10g，石菖蒲10g，佛手10g，甘草5g。7剂，水煎200mL。日1剂，分3次口服。

4月23日二诊：服初诊方药后纳差缓解，大便成形，无不消化物，舌质淡红，苔薄白，脉平。初诊方去薏苡仁、莲子、槟榔，加神曲10g。7剂，水煎200mL。日1剂，分1次口服。服药后诸症皆消，随访再未复发。

【按语】该患儿以食少纳呆为主症，符合中医"厌食"脾胃气虚的特征。厌食的主要病因为脾胃虚弱，喂养不当，过食生冷油腻之物，或过服滋补之品，阻碍胃气，或感受外邪、他病伤脾、用药不当，脾、胃功能失调，进而导致胃不思纳。故临床以虚证居多，病变部位主要在脾、胃，一般不累及他脏。厌食的病机关键在于脾失健运。脾、胃相为表里，脾主运化，胃主受纳；脾为阴土，得阳则运；胃为阳土，得阴则和；脾胃调和，方能知五谷饮食之味。本病证候有偏于脾、胃运化功能失调和偏于脾、胃气阴的虚弱，偶有多食或有湿滞又可形成虚实夹杂的证候。厌食一般属于脾、胃轻证，证候表现多与脾、胃失调有关，全身症状不重。本例患儿，素体不足，脾气虚弱，运化无力，以至不思饮食；脾胃虚弱，中气不足，故而食少懒言；脾为后天之本，运化水谷精微，《素问·灵兰秘典论》曰："脾胃者，仓廪之官，五味出焉。"脾胃虚弱，气血精微化生不足，不能濡养全身，故见面色姜黄；脾虚失健，故而大便溏薄，夹不消化物。治当健脾行气，醒脾开胃。方以运脾汤加减。本方以四君子汤为基础方进行加减，由党参、苍术、茯苓、枳壳、佛手、石菖蒲、麦芽、甘草等组成。以党参、苍术、茯苓健脾：党参补中益气健脾，能增强机体抵抗力，调节胃肠运动；苍术燥湿运脾；茯苓健脾，用于脾虚诸证，能健脾运脾补中。以枳壳、佛手行气消胀：枳壳长于行气宽中除胀；佛手理气和中，用于脾虚气滞证。本方配伍具有补而不滞，补中寓消，消不伤正的特点。佐以薏苡仁补中气而不腻滞；山药、莲子、陈皮和胃行气调中；连翘清热散结；厚朴、槟榔行气消积；山楂、莱菔子消积滞；乌梅酸以开胃。患儿厌食日久，气血生化乏源，当归味甘，专能补血，其气轻而辛，又能行血，补中有行，行中有补。

沈玉鹏指出：厌食之治疗原则以和为贵，以运为健，治宜以轻清之剂解脾气之困，拨清灵脏气以恢复转运之机，使脾胃调和，脾运复健则胃纳自开；还应注意稍加消导之品以梳理气机，消食醒胃，化湿宽中。

沈玉鹏还指出：厌食患儿重在调护，家长要鼓励患儿多食新鲜蔬菜及粗粮。食物不宜过于精细，且菜肴需讲究色、香、味，以促进食欲。还应加强精神护理，不宜强迫进食，以免患儿恐惧进食，增加思想负担，要循序渐进，不宜操之过急。

三、小儿腹痛

案例：脾胃虚寒证

患者，女，7岁4个月。

初诊日期：2023年10月16日。

主诉：反复腹痛2月余。

现病史：患儿近2个月无明显诱因出现反复腹痛，呈阵发性，隐隐作痛，痛处喜按，自觉疲乏无力，手足不温，不欲饮食，大便稀溏，舌淡，苔白，脉沉细，指纹淡红，夜寐安。查体：面部无光泽，心、肺（-），腹软，舌淡，苔白。

中医诊断：小儿腹痛。

西医诊断：功能性腹痛。

证型：脾胃虚寒证。

治法：温中理脾，缓急止痛。

处方：小建中汤合理中丸加减。党参10g，茯苓10g，山药10g，麸炒薏苡仁10g，麸炒苍术10g，麸炒厚朴10g，槟榔10g，焦山楂10g，乌梅10g，炒莱菔子10g，麸炒枳壳10g，当归10g，白芍10g，醋延胡索10g，醋香附10g，甘草4g。7剂，水煎服。日1剂，总量200mL，分次服用。

10月23日二诊：服初诊方药后腹痛明显减轻，精神好转，食纳稍改善，手足不温改善，大便稀，时有腹胀。查体：咽无充血，心、肺（－），腹软，舌淡，苔白腻。初诊方去当归、白芍，加砂仁4g，柴胡6g。7剂，水煎服。日1剂，总量200mL，分次服用。

10月30日三诊：服药后腹痛消失，精神明显好转，食纳可，进食量明显增加，大便正常，日行1次，腹胀消失。查体：咽无充血，心、肺（－），腹软，舌质淡红，苔白。余无其他不适症状。在二诊基础上去砂仁、柴胡、醋延胡索、醋香附。7剂，水煎服。日1剂，总量200mL，分次服用。服药完毕，其间腹痛消失，食纳尚可，大便可，一般情况尚可。

【按语】患儿近2个月反复腹痛，呈阵发性，隐隐作痛，痛处喜按，自觉疲乏无力，属脾胃虚弱，阳气不足，失于温养；手足不温，不欲饮食，大便稀溏，属脾阳不振，运化不利；舌淡，苔白，脉沉细，指纹淡红为脾胃虚寒、中阳不足之证。患儿腹痛多因不通则痛，病位主要在脾、胃、大肠，也与肝有关。患儿阳气未充，中阳不振，脏腑失于温煦，血脉瘀滞，故腹痛。患儿原本脾胃虚弱，常喜食生冷寒凉之品，更易加重脾、胃的负担，导致脾、胃功能失调。久病则脾虚脏冷，伤及脾阳，脾阳不振，则脾、胃传输和布散精微物质的能力亦不足，腹部之脏腑、脉络得不到气血的滋养，不荣则发为腹痛；又脾阳不振，影响脾、胃化湿之力，则内生寒湿，寒性具有凝结阻滞、收引之性，会阻滞腹部气机，使腹部脉络拘急牵引，气行不畅则发为腹痛。

本方党参补脾益气；茯苓健脾利湿；山药补脾养胃；麸炒薏苡仁健脾止泻；麸炒苍术燥湿健脾；麸炒枳壳、麸炒厚朴、槟榔行气化滞；焦山楂消肉食之积；炒莱菔子下气，消米面之积，以消除积食；当归、白芍温中补血，渐缓手足不温；醋香附、醋延胡索缓急止痛；乌梅消食和胃，缓急止痛；甘草补脾和中，调和诸药。诸药相合，则脾胃健，气血充，阴阳调，营卫和，起到温中健脾，缓急止痛之功效。

沈玉鹏认为，腹痛的预后调护，先要问清病史，辨别虚实寒热，才能更好地辨证论治。根据病因，搭配适宜的饮食结构，平时一定要注意饮食卫生，少食生冷之品，注意季节天气变化，预防外邪侵入人体，使腹部受凉，引起腹痛等一系列消化系统症状。

四、小儿泄泻

案例1：脾虚湿盛证

患者，男，1岁6个月。

初诊：2022年11月25日。

主诉：腹泻伴呕吐3日。

现病史：患儿3日前因饮食不节出现纳差，发热，测体温38.5℃，无鼻塞及流涕症状，继而出现恶心、呕吐、腹泻、呈稀水样，夹不消化物，伴有酸腐味，腹胀明显。曾口服"布洛芬混悬剂、儿宝颗粒、复合乳酸菌胶囊"间断治疗3日，无发热及呕吐，但仍有腹泻，日行3~4次，呈稀水样便。刻下症见哭闹烦躁，精神不振，哭时泪少，口唇稍干燥，尿量偏少，口渴欲饮，不进食物，无咳嗽及无喘促，腹胀明显，无腹痛，无里急后重感，舌质淡，苔白腻，脉缓弱。查体：体温36.3℃，精神不振，面色萎黄，咽稍充血，双侧扁桃体Ⅰ度肿大，腹平软，无压痛及反跳痛，皮肤弹性稍减弱，四肢肢端温。

中医诊断：小儿泄泻病。

西医诊断：小儿腹泻。

证属：脾虚湿盛证。

治法：运脾化湿，消积止泻。

处方：六神汤加减。太子参5g，白术7g，茯苓7g，山药7g，炒薏苡仁10g，白扁豆7g，法半夏5g，苍术7g，桔梗7g，竹茹7g，莲子肉7g，射干7g，陈皮7g，砂仁（后下）5g，焦神曲10g，甘草5g。3剂，日1剂，总量200mL，少量分次服用。

11月28日二诊：服初诊方药后腹泻好转，日行2次，呈稠糊样，食欲不振，进食量少，精神不振，口唇红润，轻度腹胀，尿量基本正常。查体：咽无充血，心、肺（-），腹稍膨隆，无压痛及反跳痛。原方去桔梗、射干、竹茹，加木香7g，枳壳7g。5剂，日1剂，总量200mL，少量分次服用。

12月3日三诊：服药后再无腹泻，日行1次，食欲渐增，进食量明显增加，精神尚可，无腹胀及腹痛，尿量基本正常。查体：咽无充血，心、肺、腹（-），余无其他不适症状。二诊方去枳壳、砂仁、炒薏苡仁、法半夏，加黄芪7g，鸡内金7g。4剂，日1剂，总量200mL，少量分次服用。服药完毕，诸症皆消。

【按语】患儿发病前有饮食不节病史，伴有低热、恶心、呕吐、腹泻等胃肠系统症状，经口服退热药、调节胃肠菌群及中成药健运脾胃治疗，患儿热退，再无恶心、呕吐，但仍有稀水样、夹不消化食物性腹泻，均属于脾胃虚弱、健运失常所引起的一系列消化系统症状。病变符合"小儿泄泻病"之脾虚湿盛证。小儿素体脾虚，运化力弱，饮食不知自节，若调护失宜，喂养不当，过食难消化食物或食用过饱，日久皆可损伤脾胃。胃弱则腐熟无能，脾虚则运化失职，因而水反为湿，谷反为滞，不能分清别浊，水湿水谷合污而下，形成脾虚泄泻，舌质淡，苔白腻，脉缓弱均为脾胃虚弱之体征。脾喜燥恶湿，湿邪最易困遏脾气，湿为阴邪，脾属阴土。湿土之气，同类相召，胃主降浊，食滞中焦，气机阻滞，胃失和降，气逆于上，出现恶心、呕吐，吐后方舒。因此，泄泻病变部位在脾、胃、大肠，病性属本虚标实。本病的治疗以运脾化湿为基本法则。

沈玉鹏在治疗小儿泄泻方面经验颇丰，辨证准确，组方经典，每获良效。例如：应用六神汤运脾化湿，消积止泻。方中茯苓、白术、陈皮、苍术以健运脾胃；法半夏、竹茹以降逆止呕；砂仁、木香、枳壳以醒脾和胃、理气和脾,调理肝脾不和之腹胀不甚,脘腹不适症状。该患儿舌苔白腻,存在食积症状,属实证,予以祛邪为主,选用焦神曲以消食导滞,用茯苓、陈皮、苍术健脾利湿;泄泻病久则可出现神疲乏力、纳谷不香等脾胃虚弱证候,故而后期选用黄芪、白术、茯苓、苍术以健脾益气,补脾、运脾为主。

沈玉鹏认为,小儿泄泻在用药方面要辨清病机,及时正确,顾护脾胃,因此在治疗及护理方面亦应注意:①泄泻初期病情急、病程短,属实证居多,当以祛邪为主,不可轻用补涩之品,以防留邪。②虚证泄泻不可过用消导之品,以防伤正。因"谷反为滞",实证泄泻往往伴有积滞因素,故临床治疗中应在运脾化湿的同时加用消积导滞之品。但虚证泄泻不可久用或多用,以防伐伤正气。③治疗效果的好坏和护理正确与否有密切关系,多数脾虚泄泻患儿通过食疗及调节饮食就能收到良好效果。泄泻期间忌食以下食物:①油腻食物不易消化,且具有滑肠作用,会加重腹泻;②甜甘食物令人中满,加糖太多,在肠道内发酵,影响病情恢复;③生冷及辛辣食物,易灼阴伤阳,不宜在泄泻期间食用。

案例2:饮食积滞证

患者,男,6岁6个月。

初诊日期:2023年10月7日。

主诉:大便稀溏1日伴腹痛。

现病史:患儿家属诉,近期患儿饮食不节,食欲大增,1日前突然出现大便稀溏,夹有食物残渣,气味酸臭,日行3~4次,脘腹胀满,体温38.0℃,无鼻塞及流涕症状,夜间出现恶心、呕吐1次,夹不消化物,伴有酸腐味,腹痛明显,拒按,泻后痛减,夜寐不安,无里急后重感,舌质淡,苔厚腻,脉缓弱。查体:体温37.0℃,精神不振,面色萎黄,咽稍充血,双侧扁桃体肿大,腹痛拒按,皮肤弹性稍减弱,四肢肢端温。

中医诊断:小儿泄泻。

西医诊断:小儿腹泻。

证型:饮食积滞证。

治法：运脾化湿，消积止泻。

处方：保和丸合参苓白术散加减。太子参10g，白术10g，茯苓10g，山药10g，白扁豆10g，姜半夏5g，苍术10g，连翘10g，茯苓10g，莲子肉10g，焦山楂10g，陈皮10g，砂仁（后下）7g，焦神曲7g，延胡索10g，甘草3g。5剂，日1剂，总量200mL，少量分次服用。

10月12日二诊：服初诊方药后腹泻好转，日行2次，无食物残渣，无呕吐，偶有腹痛，食欲不振，进食量少，轻度腹胀。查体：咽无充血，心、肺（-），腹稍膨隆，无压痛及反跳痛。初诊方去姜半夏、延胡索，加木香10g。7剂，日1剂，总量200mL，少量分次服用。

10月20日三诊：服药后再无腹泻，大便日行1次，食欲渐增，进食量明显增加，精神尚可，无腹胀及腹痛。查体：咽无充血，心、肺、腹（-），余无其他不适症状。二诊方去砂仁、姜半夏，继续7剂，日1剂，总量200mL，少量分次服用。服药完毕，诸症皆消，纳可。

【按语】患儿发病前有饮食不节病史，伴有低热、恶心、呕吐、腹泻等胃肠系统症状，且呕吐物及排泄物均有食物残渣；不通则痛，故而脘腹胀满，泻后痛减，均属于乳食积滞所引起的一系列消化系统症状。病变符合"小儿泄泻病"之伤食泻。

沈玉鹏运用保和丸中陈皮、半夏、茯苓、连翘以理气化积，消食导滞；配合参苓白术散健脾化湿，增强患儿运化功能，稍加延胡索、木香等理气止痛之品，收效显著。

第三节　其他疾病

一、小儿紫癜病

案例1：风热伤络证

患者，女，6岁。

初诊日期：2022年2月21日。

主诉：双下肢散在红色皮疹1日余。

现病史：患儿因外出劳累及受凉后双下肢出现点状深红色皮疹，部分融合成片，呈散在分布，无四肢关节肿痛，无腹痛、腹泻，偶有恶心、呕吐，呕吐物为胃内容物，鼻塞，流清涕，精神差，口气重，食纳差，二便调，舌质红，苔黄厚，脉浮数。查体：鼻道通气不畅，咽部可见充血，扁桃体Ⅰ度肿大，未见脓性分泌物渗出及附着。双肺呼吸音粗，未闻及干、湿啰音。心、腹（-）。双下肢点状深红色皮疹，压之不褪色。各关节未见异常，无活动受限。辅助检查：血常规及尿常规无异常。

中医诊断：小儿紫癜。

西医诊断：过敏性紫癜。

证型：风热伤络证。

治法：清热凉血，祛风活络，化瘀消斑。

处方：银翘散合犀角地黄汤加味。水牛角20g，生地黄10g，牡丹皮6g，赤芍6g，当归6g，鸡血藤10g，红花5g，川芎10g，仙鹤草10g，白茅根10g，茜草10g，紫草10g，山药30g，焦山楂10g，乌梅10g，辛夷10g，苍耳子9g，白芷10g。7剂，日2次，煎100mL，中药口服。嘱患儿禁食鱼虾、西蓝花等易过敏食物，清淡饮食，卧床休息。

2月28日二诊：服药7日后患儿原有皮疹已然消退，无新出皮疹，无腹痛及关节肿痛。因护理不当受凉后，患儿出现咳嗽、咳痰，伴有鼻塞、流清涕等外感症状，食欲缺乏，口气仍重，精神尚可。故又加蔓荆子10g，桑白皮10g，蜜麻黄3g，炒苦杏仁6g，薏苡仁20g。7剂，日2次，煎100mL，中药口服。服药6日后，患儿皮疹已全部消失，再无新出皮疹，余无特殊不适。查体：双下肢未见皮疹。咽无充血，心、腹（-）。向家属交代出院后注意事项，嘱避免进食易过敏食物，避风寒，防外感，防止剧烈运动，继续口服中药汤剂巩固疗效。

【按语】根据患儿典型临床症状、体征，可以判断为过敏性紫癜，但患儿并未合并其他全身症状，故可以确定是单纯性紫癜；加之患儿素体虚弱，脾虚失运，饮食积滞，故食欲缺乏、口气重、呕吐；风热之邪侵犯肺卫，肺气失于宣发，故鼻塞、流清涕；舌质红，苔黄厚，脉浮数，为外感风热之表象。犀角地黄汤加用当归、鸡血藤、红花、川芎，以补血活血、理气化瘀；加仙鹤草、白茅根、茜草、紫草，共奏收敛止血、凉血止血之功；加山药、焦山楂、乌梅，以健脾补气、消食止呕；加辛夷、苍耳子、白芷，以疏风散热、解肌发表、宣通鼻窍。后又加蔓荆子，以疏解肌表之邪热；加桑白皮、蜜麻黄、炒苦杏仁，以宣发肺气以平喘咳；加薏苡仁，以健脾利湿。全方体现了清热解表、补血活血、凉血化瘀消斑的功效。

案例2：血热妄行证

患者，男，5岁6个月。

初诊日期：2022年2月8日。

主诉：双下肢皮疹伴关节肿痛8日。

现病史：双下肢皮疹伴瘙痒，左膝关节肿痛，无腹痛、腹泻，无恶心、呕吐，在当地医院治疗后症状无明显减轻，双下肢及双手可见散在点片状深红色皮疹，并出现四肢多关节肿痛，以左膝关节为重，精神差，食纳差，舌质红，苔黄，脉数。查体：鼻通气不畅，咽充血，扁桃体Ⅱ度肿大，无脓性分泌物渗出。心、肺、腹（-）。双下肢及双手可见散在点片状深红色皮疹，高出皮面，压之不褪色。左膝关节肿胀，压痛（+），活动受限。

中医诊断：小儿紫癜。

西医诊断：过敏性紫癜。

证型：血热妄行证。

治法：清热凉血，化瘀消斑，活血通络止痛。

处方：犀角地黄汤加味。水牛角20g，生地黄10g，牡丹皮6g，赤芍6g，当归6g，鸡血藤10g，红花5g，川芎10g，仙鹤草30g，白茅根30g，茜草10g，紫草10g，山药30g，焦山楂10g，乌梅10g，地肤子10g，白鲜皮10g，牛膝5g。7剂，日2次，煎100mL，口服。

2月15日二诊：服初诊方药后，双下肢及双手皮疹逐渐消退，无新出皮疹，左膝关节肿痛缓解。查体：鼻通气畅，咽无充血，扁桃体无肿大，心、肺、腹（－），双下肢可见散在点片状皮疹，呈淡红色，未高出皮面，压之不褪色。继续予口服中药汤剂，初诊方加忍冬藤10g，服药4日后，皮疹消失，关节肿痛明显减轻。向家属交代出院后注意事项，嘱避免过敏饮食，避风寒，防外感，防止剧烈运动，继续口服中药巩固疗效。

【按语】小儿饮食失节，伤及脾、胃，进而脾、胃失于对水谷精微的运化，导致湿热内生，与气血相搏结，湿热之邪伤及肌表血络，血溢脉外，不能够正常循经而运行，发为紫癜；热邪兼夹湿邪流注关节，遂出现关节肿痛；热邪伤及血络，出现咽部充血；湿热之邪困及脾、胃，导致运化失常，所以食纳差，气血生化不足，无法荣养周身，故而精神差；舌质红，苔黄，脉数皆为热象。故选犀角地黄汤加味以凉血止血、化瘀消斑。方中地肤子、白鲜皮以清热解毒、祛风除湿止痒；加牛膝，以活络通经、引血下行。后又加忍冬藤清热解毒、通络止痛，以缓解关节肿痛症状。全方用药相对合理，在临床上取得了不错的疗效。

案例3：气不摄血证

患者，男，13岁。

初诊日期：2023年10月12日。

主诉：双下肢瘀斑、瘀点1个月。

现病史：患儿1个月前感冒后出现双下肢瘀斑、瘀点，以小腿伸侧面及足背为主，无腹痛及关节疼痛，于外院诊断为"过敏性紫癜"住院规范治疗2周，出院后患儿小腿伸侧面仍间断出现零星针尖大小皮疹，平素易感冒，发病以来神疲乏力，食欲不振，为求系统诊治，遂来院门诊。查体：形体消瘦，面色不华，神疲乏力，咽不红，扁桃体不大，双肺呼吸音清，腹软无压痛，小腿伸侧面见散在少许针尖大小皮疹，颜色淡紫，压之不褪色，舌质淡，苔薄白，脉细。

中医诊断：紫癜。

西医诊断：过敏性紫癜。

证型：气不摄血证。

治法：健脾养心，益气摄血。

处方：归脾汤加减。党参10g，黄芪10g，茯苓10g，麸炒白术10g，当归10g，水牛角20g，益母草15g，牡丹皮10g，赤芍10g，炙甘草5g。7剂，水煎100mL，日1剂，分2次口服。

10月20日二诊：服初诊方药后紫癜逐渐消退，未再新出紫癜，食纳稍增，小便正常，大便不实，每日1次。效不更方，原方10剂。

10月30日三诊：服药后无新出紫癜，食纳可，小便正常，大便成形，每日1次。初诊方去水牛角、牡丹皮。7剂，水煎100mL，日1剂，分2次口服。

11月6日四诊：服药后无新出紫癜，食纳可，二便正常。三诊方去益母草。10剂，水煎200mL，每日1剂，分3次口服，以巩固治疗。随访未再复发。

【按语】过敏性紫癜属于中医"血证""紫癜风""紫斑""葡萄疫"等范畴，是以血液溢出肌肤之间，呈现青紫斑点或斑块高于皮肤，抚之碍手，多伴瘙痒为特征的一种疾病，外因或感受六淫之邪，或饮食不节，或药毒损伤；内因多为禀赋不足所致。该患儿以反复皮肤紫癜为主症，符合中医学"紫癜"气不摄血的特征。气不摄血证表现为紫癜反复出现，皮肤瘀点、瘀斑色较浅，常伴衄血，面色萎黄或苍黄，唇甲不华，神疲乏力，头晕心慌，舌淡红，苔薄白，脉细弱。本病慢性期患者多反复发作，迁延难愈，紫癜时出时隐，多于劳累、受寒或再次接触过敏原后加重或反复，肾脏在此期最易受累，常表现为尿液潜血持续阳性，尚可见尿蛋白持续难消，严重者可导致肾衰竭。其病机主要为久病致脾肾亏虚，气不摄血或肾失固摄则精微外泄。或疾病过程中离经之血成为瘀血，《血证论》云"离经之血，虽清血鲜血，亦是瘀血"，瘀血阻络，血行不畅，可诱发或加重出血，故脾肾亏虚、瘀血阻络常为过敏性紫癜反复不愈的病机之一。气不摄血者方选补中益气汤或归脾汤加减，但必重用黄芪大补中气以固摄；党参、茯苓、白术、炙甘草以健脾益气；当归、水牛角、赤芍、牡丹皮以养血活血、凉血清热；益母草以活血祛瘀生新。全方共奏补气摄血、养血活血之效。

二、小儿遗尿

案例：脾肾阳虚证

患者，男，7岁。

初诊日期：2023年7月8日。

主诉：遗尿4月余。

现病史：患儿家属代诉患儿近4个月出现夜间睡中遗尿，至少1次，多则数次，日间小便频数清长，天凉时加重，回忆与4岁时受惊吓相关。伴有神疲乏力，面色淡白，舌淡，苔白。尿常规检查未见异常，查体未见包皮过长及包茎。

中医诊断：遗尿。

西医诊断：遗尿症。

证型：脾肾阳虚证。

治法：温肾健脾固涩。

处方：缩泉丸加减。桑螵蛸10g，益智10g，党参10g，山药10g，覆盆子10g，金樱子10g，五味子10g，甘草3g，杜仲10g，麻黄3g，远志10g，石菖蒲10g。7剂，水煎服，日1剂。

7月14日二诊：遗尿次数减少，初诊方去五味子，加萆薢10g。继服7剂。

7月21日三诊：配合良好排尿习惯后夜间再无遗尿，去杜仲。继服7剂，以巩固疗效。

【按语】小儿遗尿为5岁以上小儿不能自主控制排尿，经常在梦中小便自遗，醒后方觉的一种病症。小儿遗尿大多属于功能性遗尿，其症状与白天疲劳程度、家庭环境、对新环境的适应性有关。遗尿患儿容易表现为自卑、焦虑、社会适应能力差、注意力不集中、多动等，甚至出现严重的精神心理和行为问题，可持续到成人，所以要早期干预治疗。中医药治疗小儿遗尿有不可取代的优势。其病因病机为小儿先天肾气不足，膀胱虚冷，气化失职，通调水道功能失常而发生遗尿；脾肺气虚，脾不能散津归肺，肺虚不能通调水道，膀胱失去约束功能，发生遗尿；亦有因憋尿不及时排尿，滞碍膀胱气化，尿液久留化生湿热,湿热客于膀胱,也可造成遗尿,尤其是 8~9 岁儿童更为多见。《景岳全书》云:"盖水为至阴,故其本在肾;水化于气,故其标在肺;水惟畏土,故其治在脾。"《素问·灵兰秘典论》云:"三焦者,决渎之官,水道出焉。膀胱者,州都之官,津液藏焉,气化则能出矣。"从以上记载可以看出,古人意识到人体水液代谢无不与肺、脾、肾、三焦、膀胱等脏腑关系密切。小儿脏腑娇嫩,形气未充,肺、脾、肾常不足,肺虚治节不行,脾虚失于健运,气虚下陷,不能固涩,则肺脾宣散、转输功能失调,加之肾阳不足,温化无力,则决渎失司,膀胱失约,津液不藏而成遗尿,正所谓"上虚不能制下"。治疗应肺、脾、肾同治,以补肺健脾、温肾固涩为法。该病案使用方剂为沈玉鹏多年临床使用经验方,根据小儿生理特性,由缩泉丸合桑螵蛸散加减化裁而成。方中益智、桑螵蛸温补肾阳、固精止遗,为君药;党参、山药健脾、培补中焦以治水,为臣药,山药兼可补肾固精;覆盆子、五味子、金樱子收敛固涩,共为佐药,加强固精止遗之功用;甘草调和药性,为使药;杜仲可补益肾中精气,除小便余沥,少许麻黄可助通调水道,加强膀胱气化功能,加远志、石菖蒲安神定志、交通心肾。诸药合用,可调整脾、肾二脏,固精止遗效专力宏,可明显改善小儿遗尿的临床症状。

三、小儿汗证

案例:肺卫不固证

患者,女,5 岁。

初诊日期:2022 年 7 月 4 日。

主诉:自汗 2 月余。

现病史:患儿 2 个月前受凉后出现发热、流涕,家属给予口服退热药及小儿氨酚黄那敏颗粒等药治疗后发热、流涕消失,感冒缓解,此后出现汗出明显,全身自汗出。家属在当地私人诊所就诊,给予生脉饮等药物治疗效果欠佳,近来患儿夜间亦出现汗出明显,前往当地医院就诊,未见明显异常,建议观察。患儿既往体质弱,有反复呼吸道感染病史。刻下症见汗出恶风，活动后尤甚，神疲乏力，面色少华，口唇干，睡眠欠佳，纳差，二便调，舌质红，苔薄白，脉细弱。

中医诊断：小儿汗证。

西医诊断：多汗证。

证型：肺卫不固证。

治法：益气固表，敛营止汗。

处方：玉屏风散加减。黄芪10g，白术10g，防风10g，太子参10g，麦冬10g，五味子5g，桂枝5g，白芍10g，煅龙骨15g，煅牡蛎15g，浮小麦15g，茯苓10g，淡附片（先煎）3g，佛手10g，甘草3g。7剂，水煎服。日1剂，分2次口服。

7月11日二诊：服初诊方药后自汗明显减轻，活动量大时出汗明显，精神较前好转，睡眠好转，饮食转佳，舌质红，苔薄白，脉濡。初诊方减淡附片、佛手，加黄精、当归各10g。7剂，水煎服。日1剂，分2次口服。

7月18日三诊：更服1周后诸症皆消。因患儿有反复呼吸道感染病史，故肺脾同调，以二诊方7剂善后。

【按语】小儿汗证是指不正常出汗的一种病症，即小儿在安静状态下，日常环境中，全身或局部出汗过多，甚则大汗淋漓。小儿汗证多发生于5岁以下小儿。该患儿全身自汗出，活动后明显，符合中医学"小儿汗病"的特征。汗是人体五液之一，是由阳气蒸化津液而来。心主血，汗为心之液，阳为卫气，阴为营血，阴阳平衡，营卫调和，则津液内敛。反之，若阴阳脏腑气血失调，营卫不和，卫阳不固，腠理开阖不利，则汗液外泄。小儿汗证的发生，多由体虚所致。其主要病因为禀赋不足，调护失宜。根据时间不同分为自汗和盗汗。其中，不因外界环境因素的影响而白昼时时汗出，动辄益甚者称为自汗；寐中汗出，醒来自止者称为盗汗。自汗以气虚、阳虚为主；盗汗以阴虚、血虚为主。该患儿辨证为肺卫不固，阳主卫外而固密，肺主皮毛，肺卫不固，津液不藏，故汗出。动则气耗，津液随气泄，故汗出更甚。气阳不足，津液亏损，故神疲乏力，面色少华。肺卫失固，腠理不密，外邪乘袭，故常易感冒，舌质淡，脉细弱，为气阳不足之象。方药以玉屏风散合生脉散加减。方中黄芪甘温，内补脾、肺之气，外可固表止汗；白术健脾益气，助黄芪以加强益气固表之功；防风走表而散风邪，合黄芪、白术以益气祛邪。且黄芪得防风，固表而不致留邪；防风得黄芪，祛邪而不伤正，有补中寓疏，散中寓补之意。太子参补益脾、肺气，生津液；麦冬甘寒，养阴清热、润肺生津；五味子酸温，敛肺止汗、生津止渴。加煅龙骨、煅牡蛎咸涩微寒，敛阴潜阳、固涩止汗；加桂枝、淡附片，以温阳化气；加浮小麦，以加强敛汗之功。临床应用不但可以减少患儿出汗的症状，还可明显提高患儿抵抗力，减少呼吸道感染次数。

四、小儿抽动症

案例：脾虚肝旺证

患者，男，6岁。

初诊日期：2023年6月10日。

主诉：吭吭、眨眼睛1月余。

现病史：患儿家属诉患儿近1月无明显诱因出现吭吭、频繁眨眼睛，家长强调后加重，夜间睡眠后无异常，未予诊治，近来加重，遂来就诊。刻下症见患儿神清、精神可，时有咽部吭吭，频繁眨眼睛，食纳可，睡眠一般，二便调。查体：咽部未见充血，双侧扁桃体未见肿大，结膜无充血，心、肺（-），腹软无压痛，舌红，苔薄白，脉弦。

中医诊断：小儿抽动症。

西医诊断：抽动障碍症。

证型：脾虚肝旺证。

治法：健脾清肝，镇痉熄风。

处方：天麻钩藤饮加减。天麻10g，钩藤5g，炒白芍10g，麸炒白术10g，当归10g，首乌藤10g，醋鳖甲10g，柏子仁10g，百合10g，生地黄10g，玉竹10g，郁金10g，石菖蒲10g，甘草5g。7剂，水煎服。日1剂，分2次口服。

6月17日二诊：患儿现吭吭、频繁眨眼睛症状稍有缓解，频率有所下降,夜寐安。初诊方去郁金,更服7剂。

6月24日三诊:患儿症状基本消除,继服二诊方7剂,巩固疗效。

【按语】本病属于中医学"风证""痰证"的范畴,祛风化痰为其治疗大法。针对小儿"肝常有余,脾常不足"的生理病理特点,沈玉鹏在临证中提出了独特的"健脾清肝"之法。肝为风木之脏,其声为呼,其变动为握。《素问·至真要大论》云"诸风掉眩,皆属于肝",不管任何部位的抽动,中医皆称为"风"。"风为阳邪,其性善行而数变",故临床多发性抽动症的症状时有缓解或消失,但又容易复发或出现新的抽动症状。风性轻飏,高巅之上,唯风可到,故头面部的各种抽动症状多见。风有内风与外风之分。内风是抽动症发生的重要因素,也有外风引动内风者,如临床常见多发性抽动症患儿每因外感风邪导致抽动症状反复或加重。故本病与肝关系最为密切,肝风内动为本病的基本病理特点。肝藏血,主筋,体阴而用阳。肝血不足,阴不制阳,血不养筋,以致肝风内动,出现筋脉拘急、振颤、瘛疭等症,故血虚生风为本病的主要病机。方中天麻、钩藤平肝息风;炒白芍、当归养血柔肝,补肝体助肝用;麸炒白术健脾,培补中焦;首乌藤、柏子仁、石菖蒲安神定志;百合、生地黄、玉竹增液舒筋;加郁金疏肝解郁,醋鳖甲滋阴潜阳。诸药合用,临床效果明确,可提高西药单药疗效。若患儿未达到西药治疗指征,可单纯口服中药,并加强家庭及校园生活中的精神疏导。

五、咳嗽变异性哮喘

案例:痰湿蕴肺证

患者,女,5岁3个月。

初诊日期:2022年4月21日。

主诉:咳嗽、咳痰2月余。

现病史:患儿2个月前因感冒后出现咳嗽,有痰不易咳出。家属给予口服化痰止咳颗粒及头孢类消炎药治疗1周,患儿咳嗽减轻,但夜间、清晨及活动后仍有咳嗽,有痰,为白色黏痰。此后家属曾多次前往当地医院就诊，给予氨溴索、孟鲁司特钠等药治疗，患儿仍有咳嗽，有痰。近1周患儿晨起及夜间咳嗽明显，有痰不易咳出，继续口服化痰止咳药及阿奇霉素效果欠佳，在西医医院诊断为咳嗽变异性哮喘。刻下症见咳嗽，有痰，不易咳出，咳声重浊，夜间、清晨及活动剧烈后咳嗽明显，甚则恶心、呕吐，纳差，夜寐不安，小便量可，大便干，舌质淡红，苔白腻，脉象濡滑。

西医诊断：咳嗽变异性哮喘。

中医诊断：咳嗽。

证型：痰湿蕴肺证。

治法：健脾祛湿，化痰止咳。

处方：杏苏二陈汤加减。杏仁10g，紫苏子10g，陈皮5g，半夏6g，茯苓10g，浙贝母10g，款冬花10g，紫菀10g，厚朴10g，槟榔10g，焦山楂10g，莱菔子10g，桑叶10g，枇杷叶10g，甘草5g。6剂，水煎服。日1剂，分多次口服。

4月27日二诊：服初诊方药后咳嗽减轻，夜间再无咳嗽，有痰易咳出，食纳较前好转，夜寐安，二便正常，舌质淡红，苔白厚，脉濡数。初诊方减槟榔、焦山楂，加僵蚕、地龙各10g，麻黄5g，以加强止咳平喘之功效。继6剂，水煎服。日1剂，分2次口服。

5月4日三诊：服药后偶有咳嗽，少痰，活动剧烈后有咳嗽，饮食良好，二便正常，舌质淡红，苔薄白，脉数。二诊方减厚朴、桑叶、枇杷叶，加白术、炒山药各10g，白芥子5g，以燥湿化痰。继6剂，水煎服。日1剂，分2次口服，以巩固治疗。

5月11日四诊：服药后，患儿再无咳嗽，饮食良好，夜寐安，二便可，故以六君子汤加减善后。服药后诸症皆消，随访半年再未复发。

【按语】该患儿发病前有感冒症状，继而出现咳嗽，有痰不易咳出、咳声重浊等支气管炎的症状，且病情迁延，夜间咳嗽尤重，故符合小儿咳嗽变异性哮喘的特点。小儿咳嗽变异性哮喘是一种特殊类型的哮喘，咳嗽是其唯一或主要临床表现，无明显喘息，但有气道高反应性，主要表现为刺激性干咳，夜间咳嗽症状尤为严重。目前研究认为，本病的发病机制主要是由多种炎症介质、细胞因子、炎症细胞相互作用所致。此外包括神经因素、感染因素及遗传因素等多方因素的参与。本病应归属于中医"咳嗽"范畴。沈玉鹏指出：有声无痰为咳，有痰无声为嗽，有声有痰谓之咳嗽。咳嗽的病变部位在肺，常涉及于脾，病理机制为肺失宣肃。小儿脾常不足、肺常虚，若病程日久，耗伤正气，肺气失宣、脾失健运，而痰浊内生，故可见咳嗽，有痰，不易咳出，咳声重浊，夜间、清晨及活动剧烈后咳嗽明显，甚则恶心、呕吐，纳差，舌质淡红，苔白腻，脉象濡滑。治以健脾祛湿，化痰止咳。方以杏苏二陈汤加减。杏仁、紫苏子、陈皮、半夏理气化痰；茯苓、甘草健脾运湿。其中杏仁、紫苏子降气消痰，止咳平喘；半夏，其性辛温而燥，最善燥湿化痰，且能和胃降逆而止呕；辅以陈皮理气燥湿，使气顺而痰消；茯苓健脾渗湿，使湿无所聚，则痰无所生，是兼顾其本之法。沈玉鹏在临床上精于辨证，灵活加减，每获良效。气虚明显者，加黄芪；寒痰为主者，加炙麻黄、细辛、干姜，以温肺化痰；热痰明显者，加瓜蒌、天竺黄、鱼腥草，以清热化痰；燥热咳嗽者，加桑叶、枇杷叶、麦冬；食积者，加莱菔子、槟榔、焦山楂、枳实，以消食化痰；顽痰不化者，"痰瘀同治"，加水蛭。

在临床应用中，沈玉鹏指出：对小儿呼吸系统疾病如支气管炎、支气管肺炎、支气管哮喘等痰湿为主者均可选用此方加减治疗。在治疗时强调，小儿服药应少量频服，在药物治疗的同时，要合理膳食，清淡饮食，多喝水，不宜多食辛辣肥甘厚味之品，以免生痰生湿，而且要重视后期调理，补肺健脾，以防复发。

第六章 临床研究与体会

一、韩芳林主任医师临证经验撷要

韩芳林主任医师，自幼常立于其父问疾诊病之案头，耳濡目染、备受熏陶，曾先后在兰州医学院、兰州军区建设兵团西医离职学习中医班、全国中医儿科提高班学习。她勤奋不息，广采古今，博览群书，并在著名儿科前辈江育仁、曹济民、钱育寿老中医的严格训练、精心指导下进行临床实践、侍诊抄方，中医基础理论功底日臻雄厚，中医临证诊治能力日增。四十年来，韩芳林始终坚持在临床第一线为广大患儿服务，坚持严谨的科学态度，不懈地钻研、不断地实践，积累了丰富的临床经验，逐步形成了自己的学术思想，树立了科学全面的世界观和方法论。笔者有幸亲聆其训诲，深受教益。兹将跟随韩芳林学习之心得，撷其要者，以公诸同道，共同学习。

1. 病证结合，临床疗效显著

韩芳林认为，重辨证亦重辨病，可以使临床疗效提高。辨证是前提，论治是实施，辨病可使论治更为准确，证病结合的诊治是整体观和局部观相结合的科学方法，是医学科学的一种辩证法。临证时，对于每一个病症，都要弄清病机和传变规律之常，以便进一步地辨证求因、审因论治，并因时、因地、因人而宜，以达其"变"。比如，小儿肺炎，现代医学诊断强调的是一个器官，即肺部的炎症，而中医认为小儿肺炎有发热、咳嗽或咳喘、咽红痰多、苔薄白或白腻的风寒闭肺；亦有发热恶风、咳嗽气促、苔黄的风热闭肺等证。同是肺炎，因人、因体质差异，病程发展不一，临床证候不尽相同，故表达了患肺炎后机体总的状态，因此辨证与辨病相结合，既注意病因病位的共性，又重视证候特异性鉴别，更切中病机而提高了临床疗效。韩芳林自创麻杏化瘀汤治疗风热及痰热闭肺型肺炎喘嗽，方中继承先人之法辨证施治，以麻杏石甘汤清热宣肺、化痰平喘进行整体治疗；而结合现代医学研究肺炎患者存在着不同程度肺微循环功能障碍，所用水蛭、败酱草具有改善微循环，促进血流的作用，同时败酱草还具有抗病原微生物的作用，故而加此两药进行局部治疗，使疗程缩短、疗效更佳，取得了事半功倍的效果。

2. 承古训，抓主证，推陈出新效甚佳

韩芳林认为，前贤所创立的众多古方，是几千年临床经验的结晶，且经临床实践证实疗效显著，是中医的精华。从事中医临床，必须遵循尊古继承、开拓创新、广采博览、注重实践、实事求是的原则，才能有所突破。在临证时要善抓主证，善用经方。任何一个经方都有他所对应的主证。临证时只有抓住主证，据证选方，才能取得好的疗效，主证被解除，他证也会随之减轻或消失。同时，韩芳林在临床实践的具体应用中主张用经方应该遣其方而不僵化，用其药而不拘泥，灵机圆活合理使用。她常用《伤寒论》之麻杏石甘汤加水蛭、败酱草治疗肺炎喘嗽之风热或痰热闭肺者；用《太平惠民和剂局方》之二陈汤加杏仁、紫苏子、水蛭、败酱草命名二陈化瘀汤治疗病久不愈之痰湿或肺脾气虚型肺炎喘嗽；用《小儿药证直诀》之泻白散加味治疗久咳不愈者；用《伤寒论》之芍药甘草汤加味治疗急性胃炎、胃肠溃疡等引起的腹痛；用《小儿药证直诀》之异功散加味治疗小儿厌食；用《兰室秘藏》之清胃散加味治疗口疮；用《世医得效方》之玉屏风散加味治疗小儿反复上呼吸道感染；用《千金要方》之犀角地黄汤加味治疗小儿过敏性紫癜；用《温病条辨》之连梅汤加味治疗各证型腹泻等，不胜枚举，都取得了桴鼓之效。

3. 崇运脾，调气机，除疾固本

宗脾胃学说，倡脾运调气机，是韩芳林一贯的思想。中医对脾、胃十分重视，早在《黄帝内经》中就从脾、胃的生理、病理、证治、预防诸方面进行了比较广泛而系统的论述，历代医家又对此进行了进一步的发展和充实。明代医家李中梓的《医宗必读》提出"脾为后天之本"，强调"胃气一败，百药难施"，并首创小儿脾常不足之说。脾、胃位于中焦，脾主运化，胃主受纳，一升一降，腐熟饮食五味，吸收水谷精微，化生气血，输布四肢百骸滋养机体，维持人体的生命活动。而小儿脏腑娇嫩、形气未充，脾常不足而易外感六淫、内伤饮食。韩芳林常常告诫我们：治疗儿科疾病必须注意脾、胃的升降输布及气血生化功能的康复，这样才能取得良好的疗效。而且小儿发病多以外感、伤食为主，都不离脾、胃之损伤。金代李东垣提出"内伤脾胃，百病由生"，充分说明了疾病与脾、胃具有密切的关系，也说明了治病须治脾之理。在临证诊治小儿疾病时，倡导以运脾为主，脾运健，则气机畅，百病易去，并强调补脾应为辅，过补易碍脾，加重气机的阻滞，导致疾病加重，如雪上加霜。治疗脾胃病时常用苍术、陈皮、槟榔、厚朴、鸡内金等以达到健运脾胃、畅通气机的目的，再辨证用药，往往取得立竿见影之效。除此之外，韩芳林在治疗其他疾病时也常常加一两味消导之品，如鸡内金、焦山楂、焦神曲、谷芽、莱菔子等，以达到消食导滞、健运脾胃之功，往往取得事半功倍之效。这就是明代医家万全所说的"调理脾胃者，医中之王道也"。

4. 重视活血疗疾显奇效

活血化瘀之法是两千多年来我国人民在与疾病斗争过程中逐渐形成和发展起来的。早在《黄帝内经》中就有对血瘀的初步认识；而汉代张仲景的《伤寒论》和《金匮要略》奠定了血瘀学说。其不但对各种不同的血瘀表现进行了详细的论述，而且提出了桃核承气汤、下瘀血汤、桂枝茯苓丸、红蓝花酒等方剂。历代医家在此基础上有了进一步的发展，特别是清代的王清任所著的《医林改错》对气血理论又有了新的见解和发展，并提出辨证治瘀，创制和应用具有活血化瘀作用的方剂 22 首，对于血瘀学说的发展和活血化瘀治则的运用具有深远的意义。韩芳林纵观历代医家对血瘀证的认识，认为血瘀证有虚实之分：实证为血脉不通，治则重在破血通瘀；虚证为血滞不畅，治则重在和血化瘀。因此，她主张对血瘀证应详审证候主次轻重，应用活血化瘀与调理脏腑相结合，即在重视血瘀病变的同时，也要重视血瘀成因。活血化瘀要以中医辨证为前提，以证候演变为依据，具体治法有：

祛风化瘀，除湿化瘀，清热活血，调气活血，温阳活血，通窍活血，通下活血，育阴活血，等等。其目的在于攻逐瘀滞，瘀去新生。韩芳林同时指出：临证可单独使用此法，或以此法为主，或以他法为主、此法为辅使用，一句话就是需要辨证地将此法应用于临床。韩芳林应用水蛭救治肺炎、新生儿肺炎、感染性休克等都收到了起死回生之效；治疗肝脾肿大、肾炎、肾病也取得了良效。同时在治疗新生儿黄疸、出疹性疾病、腮腺炎、细菌性痢疾、积滞疳证、癫痫、紫癜等疾病时也常常加入丹参、赤芍、益母草等活血化瘀之品，均获效满意。

二、小儿肾病综合征的中药辨治体会

小儿肾病综合征属中医"水肿"范畴，现代医学认为是一组T淋巴细胞功能紊乱造成的免疫损害性疾病。半个世纪以来，激素、免疫抑制剂的临床应用，使肾病综合征的愈后转归有了明显的改观，但副作用大、复发率高，又易招致免疫功能低下而感染的威胁。此病治疗十分棘手，属难治痼疾，三十年来，沈玉鹏等人应用中医辨治小儿肾病综合征，深刻体会到确能提高临床疗效。近年来，用中药组方治疗肾病综合征，以江育仁主编的《中医儿科学》、曹济民著水肿章节证治分类的基本方，再根据证、舌、脉或指纹加减化裁用药，今就点滴体会浅谈如下，以求先辈、同道斧正。

1. 辨病辨证结合是中药辨治的临床依据

中医、西医是我国两大医疗体系，一个强调整体观念，一个着眼分子研究；一个是综合施治，一个是分科发展；一个是宏观辨证，一个是微观辨病。研究认为，一个疾病有其共性，也有其个性；有普遍性，也有特殊性。辨病是探讨疾病的共性；辨证是探讨疾病的个性。临床诊治除了辨病，了解疾病共性外，尚需从中医辨证充实、启发、完善辨病的诊治过程，方知疾病的个性，二者结合，使临床诊治具有整体性、具体性和动态性，从而达到肯定现象、探索规律、阐明本质，得出正确客观的结论。有了充分依据、正确结论，组方用药当能切中病机。小儿肾病综合征临床出现的大量蛋白尿、低蛋白血症、高胆固醇血症和水肿四大特征是其共性，有单纯型和肾炎型之分，然综观舌、脉或指纹，证需辨清因风水相搏、湿热内侵所致，还是肺脾气虚、脾肾二虚引起，亦有激素造成的阴虚阳亢等临床经过，为此所选基本方不同，组方用药化裁不一，既曰"同病异治"法。同为风水相挟之证，但根据临床表现和辅助检查需分清该病的型，单纯型和肾炎型其组方用药又有区别。单纯型用麻黄连翘赤小豆汤化裁，而肾炎型则选用小蓟饮子加减施治。这样既顾及了肾病综合征共性之处，又注意了肾病综合征的个性特殊点。这种取长补短、相辅相成认识疾病的方法，为中药辨治该病提供了有力依据，使组方遣药得当合理，提高了药物治疗效果。水肿的治疗大法为消肿，然风胜者重在肺失通调水道功能，当以麻黄连翘赤小豆汤宣肺行水以消肿，其方中重用桑白皮加强利水之功，再加浮萍、蝉蜕使宣肺利水更著，入白花蛇舌草利尿消肿更速。诸药合用，表邪祛，改善了肺功能，风水退，"开鬼门""洁净府"。肿消病愈，湿胜者重在脾失运化之职的调理，以健脾利水筹治可用三妙汤加味或五味消毒饮化裁，方可取得较好疗效。

2. 肾病脾治整体观是中药辨证组方的关键

从水肿发生发展来看，无论是风水相搏、湿热内侵，还是肺脾气虚、脾肾二虚，都与正虚邪实有关。正虚是指小儿肺、脾、肾三脏的亏损而言。肺主气，通调水道；脾司运化，输布水湿；肾为水脏，化气利水司开合。小儿肾病之发，无不涉及肺、脾、肾三脏，犹如张景岳所说"风水肿等症，乃肺脾肾三脏相干之疾"。脾处中焦气机枢纽，脾强水湿输布，土强金生则水道通调，所以治水肿调整肺、脾、肾三脏功能时，尤以理脾运水为关键。脾土得砥柱之力，肺金有治节之权，自能通调水道，下输膀胱，水湿斯有出路。邪实指诱发因素和病理产物，诱因中不同季节、不同气候变化等都可以成为外邪诱发肾病发生。小儿肾病病势缠绵，其原因在于水湿贯穿于病程始终，水湿内阻、脾胃失司、升降郁遏、枢机失运、清浊不利，故处方用药理当从脾论治，小儿的生理特点更说明肾病脾治甚为重要。在运用中药治疗肾病时，我们强调使用健脾之品，以加强脾、胃的消化、吸收功能，促进精、气、血的生成和代谢之物的排泄，使脾气畅而强。临证首选黄芪。黄芪甘微温，有健脾益气、升阳固表、利水退肿之功，现代医学实验研究证实能增强机体免疫功能，调节代谢、利水、消蛋白尿，量7~15g。次用茯苓健脾利水、补中渗湿，诱发淋巴细胞转化率上升，增强体液和细胞免疫功能。应用健脾中药时，还应注意脾、肾各自特征及脾宜运不宜补之说，必要时辨证选用苍术、鸡内金等，燥润相滋，以收其功、肾病脾治落到实处。

3. 佐用活血化瘀能够提高中药辨治疗效

《诸病源候论》曰："脾之生也，皆由风寒邪热毒，气客于经络，使血涩不通。瘀结而成肿也。"小儿肾病水肿，由邪入经络，血脉不利，水液积聚造成；而"血水同源"，血不利生瘀而滞。故临床可见不同程度的血瘀证，类似现代医学肾微循环障碍、高凝状态的理论。故理当佐以活血化瘀之药。《神农本草经》奠定了治疗血瘀证的药物基础。当前，活血化瘀药已被广泛用于临床，确有佳效。甘肃省中医院儿科十几年来使用水蛭、丹参、益母草等多味活血化瘀药，其中水蛭是味传统的活血化瘀药，历代本草有记述，具有活血化瘀功用，3~6g入方煎服，日1剂；重症肾病可用至8~10g，单味水煎30~50mL药液，频频口服，日1剂。现代医学证实，水蛭由65个氨基酸组成，分子量7000左右，含3个二硫键，有抗栓作用，尤其对静脉血栓弥散性血管内凝血尤佳。甘肃省中医院儿科曾用水蛭佐治肺炎抢救弥散性血管内凝血治疗肝、脾肿大，其效卓著，是味值得探讨、很有前途的活血化瘀药。丹参是以活血为主的化瘀药，具有改善循环、增加肾灌注量而利尿的作用，量12~15g。益母草有祛瘀生新、活血调经功用，多用于妇科。然而，现代医学证实益母草能直接扩张外周血管，增加血流量，降低血管阻力。加用益母草入方10~15g使肾血流速度、流态得以改善，临床症状明显缓解。临床实践说明，治疗肾病佐以活血化瘀药是提高疗效的方法之一。

4. 减轻激素副作用滋阴降火辨治为重

目前，治疗小儿肾病综合征，相当多的病例都在佐用激素，如泼尼松、地塞米松、甲泼尼龙，其副作用引起的面色潮红、好动兴奋、汗多眠差、多食善饥、血压升高、舌红苔少、脉细数等阴虚阳亢证多见。此时运用中药应以滋阴降火为重，佐以清热利湿之药，临证基本方以六味地黄汤为主，加生地黄、沙参、玉竹、知母、牡丹皮，或明显阴虚阳亢之证，重用麦冬等滋阴降火药，佐用清热解毒之生大黄泻火凉血，同时可以补充肾病小儿体内赖氨酸、缬氨酸、精氨酸的含量，平衡体内谷氨酰胺水平，可以改善低蛋白血症造成的水肿症状。对调减激素或停用激素可能出现反跳、蛋白尿的小儿，组方中重用黄芪10~20g，益气补肾，消除蛋白尿作用加强；重用益母草，祛瘀生新，达到消除蛋白的目的。总体体会是，可以使减、停激素较顺利，反跳现象也普遍减少。

三、学习钱乙泻青丸一方的体会

钱乙，是我国古代著名的儿科学家，他所写的儿科专著《小儿药证直诀》对儿科理论及临床工作都具有深远的影响。钱乙的五脏辨证理论，虽渊源于《黄帝内经》《难经》《金匮要略》等书，但他不是机械刻板地照搬历代医家的原著，而是有所创新和发展。沈玉鹏学习《小儿药证直诀》一书，受益良多。现仅就钱乙医案五脏辨证"惊搐"中有关小儿急惊方面谈谈学习体会。

钱乙在医案中提出小儿急惊属实属热、发病急，不同于属虚属寒、发病缓的慢惊。在临床实践中观察到，小儿急惊以肝热为多，《小儿药证直诀》有云："青者，肝热，泻青丸主之，浅淡者补之。"又云"目赤兼青者，欲发搐""因潮热发搐，在寅卯辰时者，此肝用事之时也，身体壮热，目上视，手足动摇，口内生热涎，颈项强急，此肝旺也""急惊本因热生于心，身热面赤引饮。口中热气出，二便黄赤，剧则发搐，盖热甚则风生，属肝"。

对于钱乙以上有关急惊的见解，虽后世医家有进一步的发挥，但也有不同见解。钱乙云"急惊本因热生于心"。给人的体会是，中医所指的心是主神明的，也即主神智，往往是指现代医学中神经系统的感染性疾病。因此的确具有钱乙所描述的实、热惊风特点。钱乙云"热甚则生风，属肝"，按五行生克关系，肝木生心火，故肝经有热也可致心热动风。反之，心营热盛也可动肝风。文中还有"青者肝热""目赤兼青者，欲发搐"。这也与儿科常见的急惊小儿面容很相近。肝开窍于目，肝经热盛则目赤、兼青。小儿抽搐发作时皆有不同程度的面色青紫，是抽搐时正常的呼吸运动障碍导致缺氧的缘故，原文中说"目赤兼青者，欲发搐"，说明患者在发搐之前，医者由望诊可以作出预测。清代以后，温病学有所发展，将温热病的动风主要分为肝经热盛、阳明热盛、心营热盛。后两种情况在攻下腑实及清心开窍的同时，也都用凉肝息风之法，也就是学习本文的重点，即"泻青丸"方。钱乙用此方主治肝热抽搐、脉洪实。所用泻青丸方，方药为：当归、龙脑、川芎、栀子、川大黄、羌活、防风。张山雷在《小儿药证直诀笺正》一书中对"泻青丸"方（考异）指出：泻青丸一方是钱乙自制，诸书引用极多。龙脑皆作龙胆草。《小儿药证直诀笺正》又说明：泻青丸方专为肝胆实火而设，方名"泻青"。自当以泄热降火为主，龙脑、栀子、川大黄为君药。自学习本书后，笔者经常将其用于肝热实风引起的小儿急惊风，对方中君药，龙脑、栀子、川大黄用量皆大，龙脑一般用15~20g或更多，其性苦寒，入肝、心包、脾、大肠经。三药合用，无论为心营热盛、阳明热盛或肝热所引起的肝风内动，都可起到凉肝息风的作用。且小儿急惊临床的确以实热证见多，一般常先感外邪，而后引起肝风内动，古代医家也有认为"泻青丸"一方中芎、归、羌、防温升太过，对肝胆实火患者有"煽其焰、助其威"之虑。整体体会小儿急惊一般常先外感，而加羌活、防风之类，药性虽属辛温，但其疏风卓效，只要用量及药味配伍适当，就不会有"煽其焰、助其威"之虑了。学习现代名老中医王伯岳对肝热急惊患儿的治疗，常见龙胆泻肝汤加味，与泻青丸用意相同，其用药亦不避羌、防，有时还加葱白、荆芥。王伯岳的立论基础是小儿脏腑娇嫩，形气未充，感邪之后常常是寒热错杂、虚实互见的，因此治疗需要攻补兼施，寒热平调，重在辨证，因人而异。小儿急惊，在儿科临床是较多见的急症，古今的中医医家立法治则都具有深刻道理，值得学习。

四、中药灌肠在抢救中毒性痢疾中的应用

中毒性痢疾是细菌性痢疾的危重临床类型，主要发生于幼儿及学龄前儿童，起病急、变化快、死亡率高，必须及时抢救。沈玉鹏应用中药灌肠辅助治疗中毒性痢疾，取得满意疗效，现举例介绍如下。

典型病例：患者，男，7岁。因"寒战、发热、腹泻1日伴抽搐"就诊。门诊以"中毒性痢疾"收住。患儿入院前一日无明显诱因出现寒战、发热，当日中午腹泻1次，为黄色稀水样便，继之突然抽搐，牙关紧闭，神志不清，前往某医院，予以"头孢噻肟钠、丁胺卡那"抗感染及扩容纠酸等治疗，因病情不稳定，转入甘肃省中医院治疗。入院时症见高热，精神萎靡，嗜睡，面色苍白，四肢发凉，脓血黏液便1次，量少，有尿。查体：体温40.1℃，血压70/40mmHg，精神萎靡，嗜睡，呼之能应，瞳孔等大等圆，对光反射迟钝，双肺呼吸音清，心音钝，心率150次/分，律齐，腹软，肝、脾未触及，脐周围压痛，肠鸣音正常。血常规示：白细胞计数27.9×10^9/L，中性粒细胞0.89，淋巴细胞0.11，血红蛋白浓度128g/L。粪常规：黄稀，脓细胞（+++）。血钾浓度3.3mmol/L，血钠浓度138mmol/L，血氯浓度96mmol/L，肾功能正常。经吸氧，静脉滴注先锋铋、妥布霉素、激素、血管活性药，降温及对症处理，病情未见好转。住院6小时未排大便，突然出现全身抽搐，牙关紧闭，呼吸急、浅、促，有间断性叹息样吸气，神志不清，病情垂危，抢救治疗中发生心跳、呼吸骤停，对外界刺激无反应，除用原方案治疗并予以呼吸兴奋剂、强心剂治疗外，中药取白头翁15g，黄连6g，黄柏9g，大黄6g，葛根9g，甘草3g。水煎2次，共取汁500mL，装入500mL盐水瓶，用输液器由肛门缓慢滴入（肛管插入深度150~200mm）后，排出黏液脓血便多次，病情渐平稳，连续灌肠3日，患儿粪常规检验正常，痊愈出院。

体会：中毒性痢疾属于中医"疫毒痢"范畴，为肠胃积滞有余之证，湿热之证尤多，易于化火，内陷厥阴。若下痢脓血，是热毒下泻，毒邪尚有出路；无下痢，是热毒内闭，尤为可虑。因此，治疗本病除以西药抗感染、解除微血管痉挛等综合治疗外，辅以中药灌肠，既可

使药物直达病所，直接清除肠道内细菌及毒素，减少毒素的吸收，起到局部直接治疗的作用，又能通过肠黏膜的较快吸收而达到全身治疗的目的。该患儿入院后，医生对其积极使用抗感染、扩容、纠酸、改善微循环等治疗，仍持续高热、无下痢，故有邪毒内闭之虑，若不及时通便，毒素进一步被吸收，则病情恶化。中药灌肠剂中，白头翁清热解毒；黄连、黄柏清热燥湿，泻火解毒；大黄攻积导滞，泻火凉血，荡涤胃肠实热；葛根升发清阳之气上行。诸药合用，共奏清热解毒利湿之效。灌肠后，临床症状及体征明显好转，病情得以控制。对该患儿大便培养，细菌为福氏志贺氏菌Ⅱ型。运用中药灌肠是中医外治法的一种，亦是儿科治疗的一条有效的给药途径。《理瀹骈文》曰："外治之理，即内治之理，外治之药，即内治之药，所异者法耳。医理药理无二，则神奇变幻。"小儿直肠黏膜娇嫩，吸收好，灌肠使药物直达病所，充分发挥药物效力，从而提高疗效。中药灌肠治疗痢疾具有"率群雄，开结行滞，直达病所"的作用。沈玉鹏从事中西医儿科临床四十余年，精研经典，见解独到，造诣精深，治病辨证准确，组方灵活，又兼采西医知识，临证屡获卓效，从其对中毒性痢疾的治疗中可见一斑。

五、重用水蛭抢救小儿肺炎合并脑干脑炎体会

脑干脑炎，多因病毒感染引起，一旦侵犯呼吸中枢，可导致中枢性呼吸衰竭，病死率高，预后凶险。甘肃省中医院儿科应用中药水蛭辅佐抢救小儿肺炎合并脑干脑炎，效果满意，现就典型病例介绍如下。

患者，女，84日。因"咳喘4日伴发热"就诊。门诊以"支气管肺炎合并心力衰竭"收住入院。查体：体温38.4℃，神志清，呼吸急促，喉中痰鸣，口吐白沫，鼻唇发绀，舌质紫暗，呼吸100次/分，心率140次/分，律齐。双肺可闻及喘鸣音及中小水泡音，肝肋下3cm、剑下2cm、脾肋下1.5cm。血常规示白细胞计数$13.2×10^9$/L，中性粒细胞0.49，淋巴细胞0.51。因临床表现不似中枢神经系统化脓感染，故未做腰穿。经用抗生素、激素、强心剂、血浆、转移因子及中药二

陈汤等抢救治疗，病情未见好转。住院第6日突然转危，患儿面色晦暗无华呈青灰色，唇周指趾发绀，呈潮式呼吸，且有频发暂停，每呼吸4~5秒暂停6~7秒，呼吸表浅，20次/分左右，无吞咽反射；双侧瞳孔等大，对光反应迟钝；次日左侧鼻唇沟变浅，哭时口角偏向右侧。根据临床症状及体征进展，考虑为脑干脑炎所致。因患儿病情危重，故未做腰穿。抢救治疗中仍频发呼吸暂停，眼睑抽动，青紫明显，患儿对外界刺激均无反应。除继续按原方案治疗外，中药取二陈汤：杏仁4g，紫苏子4g，陈皮3g，半夏2g，茯苓4g，重加水蛭2g。浓煎口服5剂后病情逐渐好转，憋气及呼吸暂停、喉中痰鸣明显减少，口周发绀不明显，食乳渐进，双目较前灵活有神。共服12剂后病情渐趋稳定，患儿共住院25日康复出院。

  水蛭是一味传统的活血化瘀中药，始载于《神农本草经》，历代本草有记述。水蛭具有疏通血脉、祛除瘀血的作用。甘肃省中医院儿科将其用于临床十余年之久，它适用于各类存在内脏器官微循环障碍的疾病，如小儿肺炎、弥散性血管内凝血、肺梗死、新生儿肺出血、肾小球肾炎等疾病，且取得较好疗效。根据近年来现代医学有关活血化瘀中药研究成果及甘肃省中医院儿科对水蛭药理作用的初步观察揭示，它可以改善微循环和脑血流量，通过减轻红细胞瘀滞使血流速度加快，使脑微循环障碍得以纠正，从而减轻脑水肿程度，促进脑神经功能彻底恢复。同时，水蛭可以解除肺部毛细血管的痉挛。改善肺毛细血管血流灌注，纠正内外呼吸功能障碍、缓解通换气功能不足，减少机体缺氧，使血氧分压升高。本例患儿在中西药治疗5日后病情未得到控制，发病极期合并脑干脑炎，出现口角歪斜、频发呼吸暂停，潮式呼吸肺脑重症时，经重用水蛭每日2g治疗后，临床症状、体征明显好转，发绀缓解，呼吸趋向平稳，口角歪斜渐消，动脉血氧分压（PaO_2）由9.08kPa升到10.40kPa，动脉血二氧化碳分压（$PaCO_2$）由7.81kPa降到3.40kPa，肺脑微循环障碍得到纠正，疾病逐渐得以控制，证实患儿抢救成功，重用水蛭佐以抢救有一定价值。水蛭对微循环障碍的疾病确有疗效，可与肝素等药相比，在改善微循环治疗的同时未引起出血等副作用。

六、自拟杏苏二陈汤加减治疗小儿支气管炎经验

小儿支气管炎属中医"咳嗽""喘证"之范畴。一般认为,其发病是因为小儿脏腑娇嫩,尤其是肺脏更甚,加之小儿寒暖不知自调,所以极易为风寒或风热所侵。风寒或风热之邪由表入里,阻遏肺气,肺失宣肃,津液不布,聚而为痰,痰气交阻,气道不利,上逆则为咳喘。甘肃省中医院儿科自拟杏苏二陈汤治疗小儿支气管炎,取得一定疗效,现介绍如下。

1. 杏苏二陈汤药物组成

杏仁10g,紫苏子10g,半夏5g,陈皮10g,茯苓10g,甘草5g。该方在二陈汤的基础上加味而成,具有健脾祛湿、化痰止咳之功效,主治痰湿蕴肺。临床上常用于治疗小儿呼吸系统疾病如支气管炎、支气管肺炎痰湿为主者,症见咳嗽痰多,喉中痰鸣,食纳呆滞,神乏困倦,呕逆,舌质淡红,苔白腻,脉象濡滑等。加减应用:气虚明显者,加黄芪,以补气;寒痰为主者,加炙麻黄、细辛、干姜,以温肺化痰;热痰明显者,加瓜蒌、天竺黄、鱼腺草,以清热化痰;燥热咳嗽者,加桑叶、枇杷叶、麦冬;食积者,加莱菔子、槟榔、焦山楂、枳实,以消食化痰;顽痰不化者,"痰瘀同治",加水蛭。

2. 验案举例

患者,女,4岁。2012年11月5日初诊。患儿1周前感冒,出现流涕、咳嗽、发热、鼻塞等症状,曾口服"头孢克洛、复方锌布颗粒、连花清瘟胶囊"5日,热退,咳嗽加剧,有痰,不宜咳出,喉中痰鸣,夜寐不佳,时有咳醒,食纳一般,流黄涕,大便干,小便黄,舌质淡红,舌苔薄黄腻,脉滑有力。查体:咽红,扁桃体Ⅱ度肿大,双肺呼吸音粗,可闻及痰鸣音。西医诊断:支气管炎。中医诊断:咳嗽,痰湿蕴肺,治以健脾祛湿、化痰止咳。药用杏仁10g,紫苏子10g,半夏5g,陈皮10g,茯苓10g,瓜蒌10g,鱼腥草10g,莱菔子15g,槟榔10g,焦山楂10g,枳实10g,水蛭5g,甘草5g。4剂后,咳嗽明显好转,夜间不咳,活动时微咳,喉中无痰鸣,食欲增加,原方去水蛭,继服3剂后治愈。

3. 讨论

小儿的生理特点是"生机蓬勃，发育迅速"，但也有"脏腑娇嫩，形气未充"的一面。在脏腑功能方面，《育婴家秘》认为："五脏之中肝有余，脾常不足肾常虚，心热为火同肝论，娇肺遭伤不易愈。"肺本娇脏，小儿之肺则更娇嫩。一旦为外邪所侵，或因其他原因累及于肺，都可直接或间接地导致肺的宣发肃降功能失职。这样，不仅影响水道之正常通调，引发痰饮、水湿的停聚，同时易致肺气受阻，不能辅助心脏，推动和调节血液正常运行，从而导致血液瘀滞。痰饮、瘀血滞留作祟，反过来必然会阻肺、射肺，加重肺的宣降失常，咳喘、逆气之病症便随之而生，甚至反复发作。因此，对于小儿咳、喘的治疗，总以散寒宣肺或清热肃肺、化痰止咳为主，兼有喘息者，佐以降气平喘，兼有正气不足时，还应考虑扶正固本，方能与病机合拍。除此之外，适当配以水蛭等活血化瘀之品，痰瘀同治，疗效方能显著。

杏苏二陈汤中杏仁、紫苏子、陈皮、半夏理气化痰；茯苓、甘草以健脾运湿。其中杏仁、紫苏子降气消痰、止咳平喘；半夏，其性辛温而燥，最善燥湿化痰，且能和胃降逆而止呕；辅以陈皮理气燥湿，使气顺而痰消；茯苓健脾渗湿，使湿无所聚，则痰无所生，是兼顾其本之法。除此之外，小儿服药应少量频服，在药物治疗的同时，要合理膳食，清淡饮食，多喝水，不宜多食辛辣肥甘厚味之品，以免生痰生湿。

七、陇中尿石康糖浆治疗婴幼儿泌尿系结石42例

从2008年9月中旬开始，甘肃等地报道多例婴幼儿泌尿系结石病例，调查发现患儿多有食用受三聚氰胺污染奶粉的病史。甘肃省中医院自2008年9月18日至10月20日运用刘国安主任医师自拟方——"陇中尿石康糖浆"——治疗泌尿系结石患儿42例，取得良好疗效，现报告如下。

（一）资料与方法

1. 一般资料

42例患儿均有三聚氰胺奶粉喂养史，经B超探及结石均＞

4mm，结合临床症状诊断为泌尿系结石。其中男22例（52.3%），女20例（47.7%）；年龄2个月至36个月，平均18.5个月；三聚氰胺奶粉喂养史7日至36个月，平均10.5个月；肾结石38例（包括左肾结石12例、右肾结石16例、双肾结石10例），输尿管结石4例，膀胱结石0例；结石直径最大15mm，最小2mm，平均6.9mm。合并积水者16例；潜血阳性14例，其中红细胞（+）8例、红细胞（++）6例；合并感染者10例（23.8%）。

2. 临床表现

（1）不明原因哭闹，排尿时尤甚，可伴呕吐。

（2）尿液混浊，偶可排出细小砂砾状物或絮状物。

（3）肾区叩击痛。

（4）实验室查尿常规潜血阳性或有白细胞。

（5）B超探及结石或伴积水。

其中具备第（1）、（2）、（5）3项者18例，具备第（3）项者1例，具备第（4）项者14例。23例患儿无任何前驱症状，只具备第（5）项。

3. 疗效评定标准

根据《中医病证诊断疗效标准》中疗效评定标准。显效：临床症状完全消失，有结石排出，复查泌尿系B超原有结石阴影消失，或虽无明显结石排出感，但长期无症状，积水减少或消失，复查尿常规正常。有效：症状消失或减轻，有结石排出或结石数量减少，位置下移；或肉眼未见明显的结石排出，但患侧积水明显减少或消失，经连续B超观察，结石变小或出现明显的结石裂解溶碎现象，积水减少或消失，提示为尿酸盐沉积，尿路感染得以控制或明显减轻，复查尿常规正常。无效：未见结石排出，主要症状无改善，继发的积水或梗阻或尿路感染未减轻，甚至加重，尿潜血仍阳性或有白细胞。

4. 治疗方法

陇中尿石康糖浆（甘肃省中医院制剂室提供，批号：甘药制字Z08001903）药物组成：石韦10g，滑石10g，车前子15g，海金砂10g，台乌药10g，赤芍15g等。所有病例均口服该药，其中<1岁口服5mL，每日3次；1~3岁口服10~15mL，每日3次；结石>10mm

者用药剂量加倍，对症状较重者，配合静脉输注抗生素预防泌尿系感染，能量合剂支持；配合肾区、输尿管区手法按摩辅助治疗。

5. 统计学方法

所有病例均统计排石率及临床治疗有效率。

（二）结果

42 例中显效 35 例，有效 5 例，无效 2 例，总有效率 95.5%。疗程最长 9 日，服用陇中尿石康糖浆 250mL×2 瓶；疗程最短 4 日，服用陇中尿石康糖浆 150mL；平均为 4.9 日。42 例患儿服用该药期间安全、有效，无不适症状。38 例肾结石患儿，排出结石者 38 例，排石率为 100%；输尿管结石 4 例中，排出结石者 2 例，2 例未排出，但症状有不同程度的改善，结石位置有变动，经行 B 超、腹部 X 线平片确诊为输尿管结石梗阻，转泌尿外科行手术治疗；无膀胱结石。排出结石中，最大 1 枚为 3.3mm×3.5mm，最小者似细小砂砾样或絮状。

（三）典型病例

案例 1：

患者，男，1 岁 3 个月。2008 年 9 月 24 日就诊。家长诉其食用受三聚氰胺污染奶粉 6 个月，出现排尿困难 1 周，表现为尿流变细，淋漓不尽，量少，色混浊，不明原因哭闹，排尿时尤甚，无呕吐。查体：体温 36.5℃，脉率 100 次/分，呼吸 22 次/分，心、肺均无异常，双肾区、输尿管区、膀胱区均无叩击痛，舌质红，苔薄微黄，脉弦数。泌尿系 B 超示：左肾探及 1 枚直径约 15mm 结石，伴左肾轻度积水，右肾探及 1 枚直径约 6mm 结石。尿常规示：红细胞（++）、白细胞（++）、潜血（+）。临床诊断：双肾结石；左肾积水。中医诊断：石淋，证属湿热下注。予以中药陇中尿石康糖浆，以清热利湿、溶石排石、理气止痛。因伴有肾积水，故配合静脉输注抗生素预防尿路感染；能量合剂支持；同时给予肾区、输尿管区手法按摩辅助治疗；嘱患儿忌食受污染奶粉，多饮水，多运动，以利于结石排出。治疗第 3 日，患儿尿中夹有细小砂砾样或絮状结石，尿色混浊，量可；第 5 日时排出 1

枚大小约 3.3mm×3.5mm 结石。治疗第 8 日，复查泌尿系 B 超提示双肾、输尿管、膀胱区未见明显异常。患儿痊愈出院。

案例 2：

患者，女，1 岁 10 个月。2008 年 9 月 26 日就诊。患儿自出生后 3 个月至入院前 1 周一直食用受三聚氰胺污染奶粉，间断出现排尿时哭闹，尿色混浊，量少，偶伴尿不尽及呕吐症状。查体：体温 36.7℃，脉率 102 次/分，呼吸 24 次/分，心、肺均无异常，双肾区、输尿管区、膀胱区均无叩击痛。泌尿系 B 超提示：右肾探及 1 枚直径约 9mm 结石，伴轻度积水，左肾探及 1 枚直径约 7mm 结石。尿常规示：红细胞（++）、潜血（++）。临床诊断：肾结石；肾积水。中医诊断：石淋，证属湿热下注型。予以中药陇中尿石康糖浆治疗，以清热利湿、溶石排石、理气止痛。因伴有肾积水，配合静脉输注抗生素预防尿路感染；能量合剂支持；同时给予肾区、输尿管区手法按摩辅助治疗；忌食受污染奶粉，多饮水，多运动，以利于结石排出。治疗期间患儿尿液中持续排出细小砂砾样结石，或尿中夹絮状物，尿液混浊，但未排出较大结石。治疗 9 日，复查泌尿系 B 超示双肾、输尿管、膀胱区未见明显异常，复查尿常规回报正常。患儿肾结石、肾积水治愈。

（四）讨论

1. 中医对该病的认识

泌尿系结石是泌尿系统常见疾病，属中医"血淋""砂淋""石淋""腰痛"范畴。其临床以腰痛，尿道刺痛，排出砂石为主症。《中藏经》记载："砂淋者，腹脐中隐痛，小便难，其痛不可忍须臾。……此由肾气弱，而贪于女色……虚伤真气，邪热渐强，结聚成砂，又如水煮盐，火大水少，盐渐成石之类，谓肾者水也。咸归于肾，咸积于肾，水消于下，虚热日甚，煎结而生，此非一时之作也。"《诸病源候论》指出："肾主水，水结则化为石，故肾客沙石。肾为热所乘，热则成淋。"

2. 三聚氰胺所致结石的特点

受三聚氰胺污染婴幼儿奶粉的根源是奶粉中含有三聚氰胺。此物为白色无味结晶粉末，化学性质较稳定，难溶于水。它可以使食品的蛋白质含量虚高。如果婴幼儿长期食用含有三聚氰胺的奶粉，摄入的三聚氰胺不会被胃肠道消化，而易与尿酸聚合，形成三聚氰胺－尿酸聚合体。有资料表明，尿酸排泄量增加及尿酸性黏多糖和尿枸橼酸排泄量减少，造成抑制物降低，可促进尿结石的形成。

（1）结石性质　三聚氰胺导致的泌尿系结石，与坚硬的草酸钙结石不同，此类结石呈砂样，非常松散，颗粒小容易排出，只有当这种结石聚集到一定程度后（直径＞5mm），才会堵塞肾盂和输尿管的接口处或输尿管上端。

（2）结石部位　结石绝大部分累及双侧集合系统及双侧输尿管；输尿管结石多位于肾盂输尿管交界处、输尿管跨越髂动脉段及输尿管膀胱连接部。

（3）B超探查　结石呈碎渣样聚积，累及范围较大，后方为淡声影，一般为透X线的阴性结石，泌尿系结石X线片不显影。

3. 刘国安观点

陇中尿石康糖浆由刘国安结合自己的临床经验，同时根据患者体质、饮食结构及水质特点，精心加减化裁而成。刘国安认为，泌尿系结石多由饮食不节，如嗜食生冷酒腥肥甘，或饥饱失常损伤脾胃，而湿从内生；湿热蕴结下焦，尿液受其煎熬而成结石，尿路阻塞则影响肾司二便之职；停留肾络，必使局部气血运行不畅，不通则痛；砂石伤络则出现尿血；久则耗气伤阴，进而耗伤肾中阳气，不能正常运化水液，则水湿停聚，而发为肾积水。结石初起，多为湿热蕴结；久病伤及正气，或为肾阴亏虚，或为肾气不足，而砂石未去，常为虚实夹杂之证。而小儿体质的特点为"脾常不足"，由于小儿脾气未充，运化力弱，如长期食用受污染奶粉，易于伤及脾、胃，滋生湿热之邪，湿热蕴结，下移下焦，最终煎熬而成结石。故治疗要注重"化""引""利""排"四法。"化"是使结石从大化小，从小化无；"引"是诱导结石下移，从静变动，从上移下；"利"是促使尿量充分增多，并要解除输尿管痉挛和狭窄，从而达到通利的效果；"排"是要在上述条件具备的情况下，最终使结石排出体外。嘱患儿多饮水，积蓄尿量，在治疗过程中配合肾区、输尿管区手法按摩辅助治疗，以利于结石排出，在治疗过程中还需分清虚实主次，注意扶正祛邪，并需密切注意减轻积水症状，控制泌尿系感染。

4. 陇中尿石康糖浆组成及功效

陇中尿石康糖浆组方除具有清热利湿、溶石排石、理气止痛之功效外，还兼可顾护胃气，具有"四体一位"的特殊功效。组方中石韦、滑石、车前子具有利尿通淋、清热利湿的作用，可促进尿路平滑肌的收缩、舒张节律，使输尿管径增大；海金砂等化石消坚，对草酸钙晶体的生长、聚集有一定的抑制作用，又可溶解结石，起到使结石溶化缩小，从而促使结石的排出；运用乌药等理气行气，祛瘀止痛，同时配合引药下行之药味；芍药甘草汤缓急止痛；配合顾护胃气之药物，更适宜于婴幼儿。另外，目前认为碱化尿液是治疗、预防尿酸及尿酸盐结石的有效方法之一，而且碱化尿液比增加尿量、降低尿中尿酸含量对治疗尿酸结石更为有效，是药物治疗尿酸结石的关键。

2例无效患儿未见结石排出，多考虑该2例患儿食用受污染奶粉病史较长，且郁久化热，正气内伤，寒热虚实，纠结夹杂，使病情和治疗都变得更为复杂。

在举行的婴幼儿泌尿系统结石治疗高峰论坛上，时任中华泌尿外科学会主任委员那彦群、候任主任委员叶章群等国内泌尿科知名专家总结前一段救治结石患儿经验指出，因"奶粉问题"导致的结石，通过内科保守治疗大多可治愈，但结石直径在10mm以上者排石率较低。而甘肃省中医院儿科收治结石患儿中，8例结石直径>10mm，最大1枚达15mm，6例经口服陇中尿石康糖浆后结石顺利排出，仅有2例因输尿管结石梗阻未排出，转泌尿外科行手术治疗。因此，陇中尿石康糖浆具有清热利湿、溶石排石、理气止痛等功效，尤其对三聚氰胺所致婴幼儿泌尿系泥砂样结石效果明显，且对不同部位泌尿系结石均有效，能有效提高结石排出率，而且能够改善临床症状及阳性体征，缩短病程，临床应用安全有效，未发现毒副作用，是治疗泌尿系结石的有效方剂，有较高的临床应用价值，应进一步开发研究。

八、穴位贴敷联合补肺固本合剂治疗小儿反复呼吸道感染（肺脾气虚证）疗效观察

小儿反复呼吸道感染指在一段时间内小儿反复患感冒、扁桃体炎、支气管炎、肺炎等呼吸道疾病。随着社会发展，生活环境及饮食习惯的改变，小儿反复呼吸道感染发病率有逐年上升的趋势，已成为儿科临床常见病、多发病。儿科门诊患儿70%为呼吸道感染，其中小儿反复呼吸道感染占到30%。因反复发作，严重影响小儿身心健康，近年来，随着中医药临床研究的广泛开展，中医药在治疗小儿反复呼吸道感染方面优势明显，取得了可喜的成绩。2012年6月—2014年8月，甘肃省中医院儿科采用穴位贴敷联合补肺固本合剂治疗小儿反复呼吸道感染（肺脾气虚证），疗效显著，现总结报告如下。

（一）资料与方法

1. 临床资料

选择2012年6月—2014年8月在甘肃省中医院就诊病例中属于小儿反复呼吸道感染（肺脾气虚证）的患儿240例，采用随机数字表法分为穴位贴敷组（A组）、补肺固本合剂组（B组）、穴位贴敷联合补肺固本合剂组（C组）、对照组（匹多莫德组）（D组）。其中A组60例，男34例，女26例；年龄2~14岁，平均年龄（5.22±2.03）岁；病程1~2年，平均（1.38±0.62）年。B组60例，男32例，女28例；年龄2~14岁，平均年龄（4.82±2.34）岁；病程1~2年，平均（1.52±0.48）年。C组60例，男29例，女31例；年龄2~14岁，平均年龄（4.22±3.24）岁；病程1~2年，平均（1.46±0.54）年。D组60例，男28例，女32例；年龄2~14岁，平均年龄（5.28±2.86）岁；病程1~2年，平均（1.53±0.47）年。4组病例年龄、性别、病程比较，无统计学意义（$P>0.05$），具有可比性。

2. 诊断标准

（1）中医诊断标准　符合《小儿反复呼吸道感染中医诊疗指南》及《中医病症诊断疗效标准》中小儿反复呼吸道感染的诊断依据及其

肺脾气虚证候分类标准。

（2）西医诊断标准　参照2007年12月中华医学会修订的《反复呼吸道感染的临床概念和处理原则》制定小儿反复呼吸道感染的诊断标准。

（3）中医症候量化分级评分标准　见表6-1，按照国家中医药管理局颁布的《中医病证诊断疗效标准》及《小儿反复呼吸道感染中医诊疗指南》制定。

表6-1　中医症候量化分级评分标准

症候	0分	1分	2分	3分
自汗	无	头汗为主	头背汗出	汗出湿衣
面色少华	无	面色稍黄,无光泽,唇微红或不红	介于轻重之间	面色微黄或㿠白,唇干色淡
纳呆食少	无	食欲稍差,食量较正常减少1/4	食欲差,食量较正常减少1/3	食欲差,食量较正常减少1/2
倦怠乏力	无	稍倦,不耐劳力	倦怠明显,勉强支持日常活动	四肢无力,不能坚持正常活动
便溏	无	便溏,每日1次	稀便,每日2次	稀便,每日3次
舌象	正常	舌淡	其他	不计分
脉象	正常	脉细无力	其他	不计分
指纹	正常	指纹淡	其他	不计分
总分合计				

（4）纳入标准　①符合中医小儿反复呼吸道感染的诊断标准和中医辨证属肺脾气虚证者；②符合西医《反复呼吸道感染的临床概念和处理原则》；③年龄在2~14岁；④病程为1~3年；⑤愿意参与此次临床疗效观察者。

（5）排除标准　①不符合中医及西医诊断标准者；②年龄在2岁以下及14岁以上者；③合并肺部其他严重原发性疾病、心血管、肝、肾和造血系统等严重原发性疾病者，精神病患者；④过敏体质及对多种药物（尤其是抗生素）过敏者；⑤未按规定用药，无法判断疗效，或资料不全等影响疗效或安全性判断者；⑥由于病情变化需退出临床疗效观察者。

3. 治疗方法

（1）治疗药物　穴位贴敷药物由白芥子、延胡索、甘遂、细辛、黄芪作为基本处方各等份共为末，贴敷时取生药粉用姜汁调成较干稠膏状，药物应在使用的当日制备，或者置冰箱冷藏室备用。补肺固本合剂（由山药、熟地黄、仙茅、巴戟天、肉桂等组成，批号：甘卫普制准字Z09001919）；匹多莫德口服液（苏州长征-欣凯制药有限公司，批准文号：国药准字H20030463）。

（2）给药方式　穴位贴敷组：选用穴位贴敷药物，每年夏季7~9月，农历三伏天的初、中、末伏的第1日进行贴敷治疗（如果中伏为20日，间隔10日可加贴1次）。在三伏天期间也可进行贴敷，每2次贴敷之间间隔7~10日。每次贴药时间为0.5~2小时。连续贴敷3年为1个疗程。贴敷的部位一般以经穴为主，临床常用的穴位有肺俞、定喘、膏肓、大椎、中府、膻中等。可以根据患者的病情不同辨证取穴，临床常用穴位有风门、膈俞、心俞、脾俞、肾俞、足三里等。补肺固本合剂组：每年夏季7~9月，农历三伏天的初、中、末伏的第1日进行口服，补肺固本合剂250mL/瓶，按年龄段给药口服。服用方法：夏至开始服药，每次25mL，每日2次，连服2瓶，初伏、中伏、末伏的第1日再进行口服，每次25mL，每日2次，连服1瓶。穴位贴敷联合补肺固本合剂组：穴位贴敷与口服院内制剂补肺固本合剂同时进行，操作方法同穴位贴敷组与补肺固本合剂组。对照组（匹多莫德组）：每年夏季7~9月，农历三伏天的初、中、末伏的第1日开始，连续服用匹多莫德口服液每次0.4g，每日1次（早餐前），连续服用30~40日；连续治疗3个伏天，进行疗效评判，随访1年为1个疗程。

4. 观察指标

治疗结束后对患儿随访1年，观察患儿临床症状的改善，记录患儿在随访期内上呼吸道发生感染的次数、下呼吸道发生感染的次数、每次发病的症状及每次发病的疗程。

5.疗效评定标准（参考《小儿反复呼吸道感染中医诊疗指南》制定）

（1）发病次数　0级：无发病；Ⅰ级：平均每月发病＜1次；Ⅱ级：平均每月发病1~2次；Ⅲ级：平均每月发病＞2次。

（2）病程　Ⅰ级：每次发病＜5日；Ⅱ级：每次发病5~10日；Ⅲ级：每次发病＞10日。

（3）病种　Ⅰ级：上呼吸道感染；Ⅱ级：上呼吸道感染，支气管炎；Ⅲ级：上呼吸道感染、支气管炎、支气管肺炎。

（4）疗效评定条件　①服药后无发病或发病次数减少1级以上；②服药后病程缩短1级以上；③服药后病种降低1级以上；④用药后免疫指标恢复正常或明显改善。

（5）疗效标准　①显效：具备（4）中任何3项或3项以上者；②有效：具备（4）中任何1~2项者；③无效：（4）中4项均无改变者。

6.统计学处理方法

应用SPSS 16.0统计分析软件进行处理，并且尽量给出相关统计量和其对应P值。本文以$P<0.05$作为显著性统计学检验意义，相反为非显著性统计意义。计量资料用（$\bar{x}\pm s$）表示；计数资料的比较用χ^2检验；等级资料用Ridit分析。

（二）结果

4组病例比较，A、B、C组治疗小儿反复呼吸道感染的总有效率高于D组，有显著差异（$P<0.05$），见表6-2；4组症状总积分治疗前、后组内比较均有显著差别（$P<0.05$），治疗后A、B、C组与D组进行组间比较，亦具有显著性差异（$P<0.05$），见表6-3。对于感染发作次数及持续时间比较，治疗前、后组内比较均有差别显著（$P<0.05$），治疗后A、B、C组与D组进行组间比较，亦具有显著性差异（$P<0.05$），见表6-4。

表 6-2　4 组病例小儿反复呼吸道感染（肺脾气虚证）疗效比较

组别	例数	临床治愈	显效	有效	无效	总有效率
A 组	60	18	19	20	3	95.00%
B 组	60	16	18	18	8	86.67%
C 组	60	32	12	14	2	96.67%
D 组	60	10	12	24	14	76.67%

表 6-3　4 组治疗前、后症状积分对比及 A、B、C 与 D 组治疗前后组间对比（$\bar{x} \pm s$）

组别	例数	时间	症状积分	组内比较（P）
A 组	60	治疗前	13.89 ± 1.58	< 0.05
		治疗后	3.08 ± 2.07	
B 组	60	治疗前	13.43 ± 1.95	< 0.05
		治疗后	4.47 ± 3.52	
C 组	60	治疗前	14.12 ± 1.76	< 0.05
		治疗后	2.34 ± 2.10	
D 组	60	治疗前	13.48 ± 1.93	< 0.05
		治疗后	6.86 ± 3.58	

注：$P < 0.05$ 具有显著性差异。

表 6-4　4 组小儿反复呼吸道感染发作次数及持续时间比较（$\bar{x} \pm s$）

组别	例数	感染发作次数			感染持续时间		
		治疗前	治疗后	P	治疗前	治疗后	P
A 组	60	5.9 ± 2.4	2.8 ± 1.7	< 0.05	6.1 ± 1.5	3.4 ± 1.3	< 0.05
B 组	60	5.8 ± 2.7	3.8 ± 2.0	< 0.05	6.0 ± 1.9	4.3 ± 1.8	< 0.05
C 组	60	5.8 ± 2.5	2.7 ± 1.1	< 0.05	6.1 ± 1.7	3.2 ± 1.6	< 0.05
D 组	60	5.7 ± 2.7	4.1 ± 1.9	< 0.05	6.0 ± 2.1	4.5 ± 1.7	< 0.05

注：$P < 0.05$ 具有显著性差异。

（三）讨论

小儿反复呼吸道感染是儿科临床常见病、多发病，占儿科门诊患儿 30%。患儿常常是旧病未愈，新感复起，经年反复，严重影响小儿身心健康，给患儿家长带来沉重的思想负担和经济负担，不仅是家庭问题，也日益成为被普遍关注的社会问题。目前，西医治疗本病主要采取对症处理，调节机体免疫、补充维生素及微量元素等，这些治疗方法短期内有一定疗效，但作用单一，不能持久。中医药在反复呼吸道感染治疗上有着独特的整体调节优势。中医认为，本病属本虚标实，在肺、脾、肾三脏虚损的基础上，反复感染六淫之邪所致，正所谓"正气存内，邪不可干"，"邪之所凑，其气必虚"。根据外治法传统理论，穴位贴敷能够鼓舞阳气，驱散内邪，提高机体免疫功能，增强抗感染能力，从而降低呼吸道感染的发病率。本次临床观察穴位贴敷联合补肺固本合剂治疗小儿反复呼吸道感染，取得了显著的疗效。

穴位贴敷给药是一种古老的给药方式，古称薄贴。早在《黄帝内经》中即有桂心炙酒以熨寒痹，白酒和桂以涂风中血脉的记载，此为外用膏药的开端。《后汉书·方术传》中亦有外科鼻祖华佗"敷以神膏，四五日愈，一月之内皆平复"的描述。清代是贴敷疗法的鼎盛时期，清代名医徐灵胎云："用膏贴之，闭塞其气，使药性从毛孔而入其腠理，通经贯络，或提而出之，或攻而散之，较之服药尤有力，此至妙之法也。"近年来，此法被广泛应用于临床各科，尤其是儿科。根据中医理论，反复呼吸道感染属于冬季多发的疾病，故称为"冬病"，多以阳气亏虚、气血失和、阴阳失衡为其病机变化。因此，要以调和气血、平衡阴阳来防治"冬病"。穴位贴敷疗法就是依据中医"天人相应"理论，顺应四时气候特点的一种"内病外治"的传统疗法，是将中药和经络腧穴的特殊功能结合起来，使药物透过特异的腧穴吸收，循行至病所发挥作用的疗法。常选择的药物有白芥子、延胡索、甘遂、细辛、黄芪等，具有益气固表、化痰止咳之功效。补肺固本合剂（组成为山药、熟地黄、仙茅、巴戟天、肉桂等），是甘肃省中医院著名中医药专家王自立主任医师经验方，具有益气温阳、调补脾肾之功。小儿反复呼吸道感染的病理基础就是肺、脾、肾三脏亏虚，故选用二者相配，相得益彰，共同提高人体"正气"，以达到防病祛病的目的。此次临床观察显示：穴位贴敷联合补肺固本合剂可明显改善患儿体质，缩短病程，减少复发，值得临床推广使用。

九、穴位贴敷联合补肺益寿合剂治疗小儿反复呼吸道感染（肺脾阴虚证）疗效观察

2012年6月—2014年8月，甘肃省中医院儿科采用穴位贴敷联合补肺益寿合剂治疗小儿反复呼吸道感染（肺脾阴虚证），疗效显著，现总结报告如下。

（一）资料与方法

1. 临床资料

选择2012年6月—2015年8月在甘肃省中医院就诊病例中属于小儿反复呼吸道感染（肺脾阴虚证）的患儿240例，采用随机数字表法分为穴位贴敷组（A组）、补肺益寿合剂组（B组）、穴位贴敷联合补肺益寿合剂组（C组）、对照组（匹多莫德组）（D组）。其中A组60例，男34例，女26例；年龄2~14岁，平均年龄（5.22±2.03）岁；病程1~2年，平均（1.38±0.62）年。B组60例，男26例，女34例；年龄2~14岁，平均年龄（5.32±2.26）岁；病程1~2年，平均（1.18±0.56）年。C组60例，男32例，女28例；年龄2~14岁，平均年龄（4.72±3.37）岁；病程1~2年，平均（1.34±0.64）年。D组60例，男28例，女32例；年龄2~14岁，平均年龄（5.28±2.86）岁；病程1~2年，平均（1.53±0.47）年。4组病例年龄、性别、病程比较，无统计学意义（$P>0.05$），具有可比性。

2. 诊断标准

（1）中医诊断标准　符合《小儿反复呼吸道感染中医诊疗指南》及《中医病症诊断疗效标准》中小儿反复呼吸道感染的诊断依据及其肺脾阴虚证候分类标准。

（2）西医诊断标准　参照2007年12月中华医学会修订的《反复呼吸道感染的临床概念和处理原则》制定小儿反复呼吸道感染的诊断标准。

（3）中医症候量化分级评分标准　见表6-5，按照国家中医药管理局颁布的《中医病证诊断疗效标准》及《小儿反复呼吸道感染中

医诊疗指南》。

表6-5 中医症候量化分级评分标准

症候	0分	1分	2分	3分
盗汗自汗	无	头汗为主	头背汗出	汗出湿衣
面白颧红少华	无	面白颧稍红，无光泽，唇微红	介于轻重之间	面白颧红无光泽，唇干色红
食少纳呆	无	食欲稍差，食量较正常减少1/4	食欲差，食量较正常减少1/3	食欲差，食量较正常减少1/2
手足心热	无	稍热	介于轻重之间	五心烦热
大便干结	无	便干，每日1次	干便，每2日1次	便干，每3日1次
舌象	正常	舌红	其他	不计分
脉象	正常	脉细数	其他	不计分
指纹	正常	指纹淡红	其他	不计分
总分合计				

（4）纳入标准 ①符合中医小儿反复呼吸道感染的诊断标准和中医辨证属肺脾阴虚证者；②符合西医《反复呼吸道感染的临床概念和处理原则》；③年龄在2~14岁；④病程为1~3年；⑤愿意参与此次临床疗效观察者。

（5）排除标准 ①不符合中医及西医诊断标准者；②年龄在2岁以下及14岁以上者；③合并肺部其他严重原发性疾病、心血管、肝、肾和造血系统等严重原发性疾病者，精神病患者；④过敏体质及对多种药物（尤其是抗生素）过敏者；⑤未按规定用药，无法判断疗效，或资料不全等影响疗效或安全性判断者；⑥由于病情变化需退出临床疗效观察者。

3.治疗方法

（1）治疗药物 穴位贴敷药物由白芥子、延胡索、甘遂、五味子、黄芪作为基本处方各等份共为末，贴敷时取生药粉用姜汁调成较干稠膏状，药物应在使用的当日制备，或者置冰箱冷藏室备用。补肺益寿合剂〔五味子、山药、女贞子、牡丹皮、太子参等药物组成，批号：甘卫普制准字（94）188-04〕；匹多莫德口服液（苏州长征－欣凯制药有限公司，批准文号：国药准字 H20030463）。

（2）给药方式　穴位贴敷组：选用穴位贴敷药物，每年夏季 7~9 月，农历三伏天的初、中、末伏的第 1 日进行贴敷治疗（如果中伏为 20 日，间隔 10 日可加贴 1 次）。在三伏天期间也可进行贴敷，每 2 次贴敷之间间隔 7~10 日。每次贴药时间为 0.5~2 小时。连续贴敷 3 年为 1 个疗程。贴敷的部位一般以经穴为主，临床常用的穴位有肺俞、定喘、膏肓、大椎、中府、膻中等。可以根据患者的不同病情辨证取穴，临床常用穴位有风门、膈俞、心俞、脾俞、肾俞、足三里等。补肺益寿合剂组：每年夏季 7~9 月，农历三伏天的初、中、末伏的第 1 日进行口服，补肺益寿合剂 250mL/瓶，按年龄段给药口服。服用方法：夏至开始服药，每次 25mL，每日 2 次，连服 2 瓶，初伏、中伏、末伏的第 1 日再进行口服，每次 25mL，每日 2 次，连服 1 瓶。穴位贴敷联合补肺益寿合剂组：穴位贴敷与口服院内制剂补肺益寿合剂同时进行，操作方法同穴位贴敷组与补肺益寿合剂组。对照组（匹多莫德组）：每年夏季 7~9 月，农历三伏天的初、中、末伏的第 1 日开始，连续服用匹多莫德口服液每次 0.4g，每日 1 次（早餐前），连续服用 30~40 日；连续治疗 3 个伏天，进行疗效评判，随访 1 年为 1 个疗程。

4. 观察指标

治疗结束后对患儿随访 1 年，观察患儿临床症状的改善，记录患儿在随访期内上呼吸道发生感染的次数、下呼吸道发生感染的次数、每次发病的症状及每次发病的疗程。

5. 疗效评定标准（参考《小儿反复呼吸道感染中医诊疗指南》制定）

（1）发病次数　0 级：无发病；Ⅰ级：平均每月发病 < 1 次；Ⅱ级：平均每月发病 1~2 次；Ⅲ级：平均每月发病 > 2 次。

（2）病程　Ⅰ级：每次发病 < 5 日；Ⅱ级：每次发病 5~10 日；Ⅲ级：每次发病 > 10 日。

（3）病种　Ⅰ级：上呼吸道感染；Ⅱ级：上呼吸道感染，支气管炎；Ⅲ级：上呼吸道感染，支气管炎，支气管肺炎。

（4）疗效评定条件　①服药后无发病或发病次数减少1级以上；②服药后病程缩短1级以上；③服药后病种降低1级以上；④用药后免疫指标恢复正常或明显改善。

（5）疗效标准　①显效：具备（4）中任何3项或3项以上者；②有效：具备（4）中任何1~2项者；③无效：（4）中4项均无改变者。

6. 统计学处理方法

应用SPSS 16.0统计分析软件进行处理，并且尽量给出相关统计量和其对应P值，本文以$P<0.05$作为显著性统计学检验意义，相反为非显著性统计意义。计量资料用（$\bar{x}\pm s$）表示；计数资料的比较用χ^2检验；等级资料用Ridit分析。

（二）结果

4组病例比较，A、B、C组治疗小儿反复呼吸道感染的总有效率高于D组，有显著差异（$P<0.05$），A、B、C三组之间比较，C组优于A、B组（$P<0.05$），见表6-6；4组症状总积分治疗前、后组内比较均有显著差别（$P<0.05$），治疗后A、B、C组与D组进行组间比较，亦具有显著性差异（$P<0.05$），A、B、C组组间比较，C组优于A、B组（$P<0.05$），见表6-7。对于感染发作次数及持续时间比较，治疗前、后组内比较均有差别显著（$P<0.05$），治疗后A、B、C组与D组进行组间比较，亦具有显著性差异（$P<0.05$），A、B、C组组间比较，A、C组优于B组（$P<0.05$），见表6-8。

表6-6　4组病例小儿反复呼吸道感染（肺脾阴虚证）疗效比较

组别	例数	临床治愈	显效	有效	无效	总有效率
A组	60	18	19	20	3	95.00%
B组	60	15	20	18	7	88.33%
C组	60	30	15	13	2	96.67%
D组	60	10	12	24	14	76.67%

表 6-7　4组治疗前、后症状积分对比及 A、B、C 组与 D 组治疗前后组间对比（$\bar{x} \pm s$）

组别	例数	时间	症状积分	组内比较（P）
A 组	60	治疗前	13.89 ± 1.58	< 0.05
		治疗后	3.08 ± 2.07	
B 组	60	治疗前	13.48 ± 1.85	< 0.05
		治疗后	4.52 ± 3.43	
C 组	60	治疗前	14.02 ± 1.74	< 0.05
		治疗后	2.35 ± 2.09	
D 组	60	治疗前	13.48 ± 1.93	< 0.05
		治疗后	6.86 ± 3.58	

注：$P < 0.05$ 具有显著性差异。

表 6-8　4组小儿反复呼吸道感染发作次数及持续时间比较（$\bar{x} \pm s$）

组别	例数	感染发作次数			感染持续时间		
		治疗前	治疗后	P	治疗前	治疗后	P
A 组	60	5.9 ± 2.4	2.8 ± 1.7	< 0.05	6.1 ± 1.5	3.4 ± 1.3	< 0.05
B 组	60	5.8 ± 2.7	3.6 ± 2.1	< 0.05	6.1 ± 1.8	4.3 ± 1.7	< 0.05
C 组	60	5.8 ± 2.6	2.7 ± 1.2	< 0.05	6.0 ± 1.6	3.3 ± 1.8	< 0.05
D 组	60	5.7 ± 2.7	4.1 ± 1.9	< 0.05	6.0 ± 2.1	4.5 ± 1.7	< 0.05

注：$P < 0.05$ 具有显著性差异。

（三）讨论

小儿反复呼吸道感染是儿科临床常见病、多发病，严重影响小儿身心健康。中医药在反复呼吸道感染治疗上，有着独特的整体调节优势。中医认为，本病属本虚标实，在肺、脾、肾三脏虚损的基础上，反复感染六淫之邪所致，正所谓"正气存内，邪不可干"，"邪之所凑，其气必虚"。根据外治法传统理论，穴位贴敷能够鼓舞阳气，驱散内邪，提高机体免疫功能，增强抗感染能力，从而降低呼吸道感染的发病率。本次临床观察穴位贴敷联合补肺益寿合剂治疗小儿反复呼吸道感染，取得了显著的疗效。

穴位贴敷疗法就是依据中医"天人相应"理论，顺应四时气候特点的一种"内病外治"的传统疗法,是将中药和经络腧穴的特殊功能结合起来,使药物透过特异的腧穴吸收,循行至病所发挥作用的疗法。常选择的药物有白芥子、延胡索、甘遂、细辛、黄芪等,具有益气固表、化痰止咳之功效。补肺益寿合剂(组成为五味子、山药、女贞子、牡丹皮、太子参等),是甘肃省中医院著名中医药专家王自立经验方,具有益气养阴、调补肺脾之功。实验证实,补肺益寿合剂Ⅱ号可改善肺阴虚证时的 IL-1mRNA、TNF-αmRNA 的高表达,恢复失衡的细胞因子网络至正常状态。小儿反复呼吸道感染的病理基础就是肺、脾、肾三脏亏虚,故选用二者相配,相得益彰,共同提高人体"正气",以达到防病祛病的目的。此次临床观察显示:穴位贴敷联合补肺益寿合剂可明显改善患儿体质,缩短病程,减少复发等方面有显著的疗效,值得临床推广使用。

十、穴位贴敷联合中药辨证治疗对反复呼吸道感染患儿免疫及微量元素的影响

2012年6月—2014年8月,甘肃省中医院儿科采用穴位贴敷联合中药辨证治疗小儿反复呼吸道感染,可明显提高患儿机体免疫力,改善患儿血清微量元素,现总结报告如下。

(一)资料与方法

1. 临床资料

选择 2012 年 6 月—2015 年 8 月在甘肃省中医院就诊病例中属于小儿反复呼吸道感染的患儿 180 例,在辨证的基础上随机分为穴位贴敷联合补肺固本合剂组(A 组)、穴位贴敷联合补肺益寿合剂组(B 组)、对照组(匹多莫德组)(C 组)60 例。其中 A 组 60 例,男 29 例,女 31 例;年龄 2~14 岁,平均年龄(4.22±3.24)岁;病程 1~2 年,平均(1.46±0.54)年。B 组 60 例,男 32 例,女 28 例;年龄 2~14 岁,平均年龄(4.72±3.37)岁;病程 1~2 年,平均(1.34±0.64)年。C 组 60 例,男 28 例,女 32 例;年龄 2~14 岁,平均年龄(5.28±2.86)岁;病程 1~2 年,平均(1.53±0.47)年。3 组病例年龄、性别、病程比较,

无统计学意义（$P > 0.05$），具有可比性。

2. 诊断标准

（1）中医诊断标准　符合《小儿反复呼吸道感染中医诊疗指南》及《中医病症诊断疗效标准》中小儿反复呼吸道感染的诊断依据及其肺脾气虚证、肺脾阴虚证证候分类标准。①肺脾气虚证反复外感，面黄少华，形体消瘦，肌肉松软，少气懒言，气短，食少纳呆，口不渴，多汗，动则易汗，或大便溏薄，舌质淡，苔薄白，脉无力，指纹淡。②肺脾阴虚证反复外感，面白颧红少华，食少纳呆，口渴，盗汗自汗，手足心热，大便干结，舌质红，苔少或花剥，脉细数，指纹淡红。

（2）西医诊断标准　参照2007年12月中华医学会修订的《反复呼吸道感染的临床概念和处理原则》制定小儿反复呼吸道感染的诊断标准。

（3）纳入标准　①符合中医小儿反复呼吸道感染的诊断标准和中医辨证属肺脾气虚证者；②符合西医《反复呼吸道感染的临床概念和处理原则》；③年龄在2~14岁；④病程为1~3年；⑤愿意参与此次临床疗效观察者。

（4）排除标准　①不符合中医及西医诊断标准者；②年龄在2岁以下及14岁以上者；③合并肺部其他严重原发性疾病、心血管、肝、肾和造血系统等严重原发性疾病者，精神病患者；④过敏体质及对多种药物（尤其是抗生素）过敏者；⑤未按规定用药，无法判断疗效，或资料不全等影响疗效或安全性判断者；⑥由于病情变化需退出临床疗效观察者。

3. 治疗方法

（1）治疗药物　穴位贴敷药物由白芥子、延胡索、甘遂、细辛、黄芪作为基本处方各等份共为末，贴敷时取生药粉用姜汁调成较干稠膏状，药物应在使用的当日制备，或者置冰箱冷藏室备用。补肺固本合剂（组成为山药、熟地黄、仙茅、巴戟天、肉桂等，批号：甘卫普制准字Z09001919）；肺益寿合剂〔五味子、山药、女贞子、牡丹皮、太子参等药物组成，批号：甘卫普制准字（94）188-04〕；匹多莫德口服液（苏州长征-欣凯制药有限公司，批准文号：国药准字H20030463）。

（2）给药方式　穴位贴敷联合补肺固本合剂组：选用穴位贴敷药物，每年夏季 7~9 月，农历三伏天的初、中、末伏的第 1 日进行贴敷治疗（如果中伏为 20 日，间隔 10 日可加贴 1 次）。在三伏天期间也可进行贴敷，每 2 次贴敷之间间隔 7~10 日。每次贴药时间为 0.5~2 小时。连续贴敷 3 年为 1 个疗程。贴敷的部位一般以经穴为主，临床常用的穴位有肺俞、定喘、膏肓、大椎、中府、膻中等。可以根据患者的病情不同辨证取穴，临床常用穴位有风门、膈俞、心俞、脾俞、肾俞、足三里等。贴敷时配合口服补肺固本合剂，服用方法：夏至开始服药，每次 25mL，每日 2 次，连服 2 瓶，初伏、中伏、末伏的第 1 日再进行口服，每次 25mL，每日 2 次，连服 1 瓶。穴位贴敷联合补肺益寿合剂组：在贴敷的同时配合口服补肺益寿合剂，服用方法与补肺固本合剂相同。对照组（匹多莫德组）：每年夏季 7~9 月，农历三伏天的初、中、末伏的第 1 日开始，连续服用匹多莫德口服液每次 0.4g，每日 1 次（早餐前），连续服用 30~40 日；连续治疗 3 个伏天，进行疗效评判，随访 1 年为 1 个疗程。

4. 观察指标

治疗结束后对患儿随访 1 年，观察疗效；测定记录 3 组患儿治疗前后血清免疫球蛋白 G（IgG）、免疫球蛋白 A（IgA）和免疫球蛋白 M（IgM），血清 $CD4^+$、$CD8^+$、$CD4^+/CD8^+$ 及微量元素进行比较。

5. 统计学处理方法

应用 SPSS 16.0 统计分析软件进行处理，并且尽量给出相关统计量和其对应 P 值，本文以 $P < 0.05$ 作为显著性统计学检验意义，相反为非显著性统计意义。计量资料用（$\bar{x} \pm s$）表示；计数资料的比较用 χ^2 检验。

（二）结果

治疗后 3 组血清 IgG、IgA、IgM 水平均有提高，A、B 组治疗前、后 IgG 组内比较有显著性差异（$P < 0.05$），C 组治疗前、后 IgG 组内比较无差异（$P > 0.05$）。3 组 IgA、IgM 治疗前、后组内比较无差异（$P > 0.05$）。治疗后 A 组与 C 组比较、B 组与 C 组比较，IgG 有显著性差异（$P < 0.05$），IgA、IgM 比较无差异（$P > 0.05$）。治疗前、后免疫球蛋白含量、T 细胞亚群检测结果、微量元素的比较分别见表 6-9 至表 6-11。

表 6-9　治疗前、后免疫球蛋白含量比较（$\bar{x} \pm s$）

组别	例数	时间	IgG/（g/L）	IgA/（g/L）	IgM/（g/L）
A 组	60	治疗前	7.58 ± 2.08	1.48 ± 0.13	1.53 ± 0.28
		治疗后	9.32 ± 2.13	1.52 ± 0.24	1.47 ± 0.32
B 组	60	治疗前	7.54 ± 1.97	1.50 ± 0.12	1.51 ± 0.24
		治疗后	9.28 ± 2.07	1.53 ± 0.14	1.43 ± 0.26
C 组	60	治疗前	7.46 ± 1.87	1.46 ± 0.21	1.50 ± 0.36
		治疗后	8.62 ± 1.92	1.51 ± 0.12	1.48 ± 0.31

表 6-10　治疗前、后 T 细胞亚群检测结果比较（$\bar{x} \pm s$）

组别	例数	时间	$CD4^+$/%	$CD8^+$/%	$CD4^+/CD8^+$
A 组	60	治疗前	28.6 ± 5.2	31.2 ± 4.7	0.9 ± 0.4
		治疗后	41.2 ± 5.8	23.4 ± 4.3	1.7 ± 0.6
B 组	60	治疗前	29.2 ± 4.8	31.2 ± 4.6	0.8 ± 0.5
		治疗后	42.5 ± 7.4	23.9 ± 4.9	1.8 ± 0.3
C 组	60	治疗前	31.6 ± 6.1	25.9 ± 5.1	1.2 ± 0.3
		治疗后	35.3 ± 4.6	28.5 ± 3.8	1.2 ± 0.6

表 6-11　治疗前、后微量元素比较（$\bar{x} \pm s$）

组别	例数	时间	Ca/（mmol/L）	Fe/（μmol/L）	Zn/（μmol/L）
A 组	60	治疗前	2.18 ± 0.26	6.61 ± 1.25	7.47 ± 1.05
		治疗后	2.21 ± 0.22	10.21 ± 1.56	14.34 ± 1.82
B 组	60	治疗前	2.13 ± 0.27	6.86 ± 1.14	7.39 ± 1.47
		治疗后	2.18 ± 0.32	11.03 ± 0.96	14.52 ± 1.69
C 组	60	治疗前	2.20 ± 0.24	6.92 ± 1.13	7.42 ± 1.08
		治疗后	2.19 ± 0.29	7.23 ± 1.28	7.58 ± 1.03

(三)讨论

小儿反复呼吸道感染大多存在体液免疫的异常,患儿存在着 T 细胞亚群比例失调,$CD3^+$、$CD4^+$ 下降,$CD8^+$ 升高,$CD4^+/CD8^+$ 比值下降,外周血 T 淋巴细胞转化率(LTT)以及活性 E 花环明显下降,说明小儿反复呼吸道感染 T 淋巴细胞数目减少,辅助细胞免疫和体液免疫的功能下降,抑制功能增强,其结果导致细胞免疫和体液免疫的功能减退,免疫调控功能紊乱,临床表现为反复感染。锌参与细胞多种生物酶的组成和激活,以维持细胞的正常生理功能。缺锌影响酶活性而损伤 T 细胞功能,使 B 细胞分化、成熟发生障碍,免疫球蛋白及其亚类转化过程受阻,导致低免疫球蛋白血症或者说免疫球蛋白亚类缺陷,引起小儿反复呼吸道感染发作。缺铁可使小儿上呼吸道上皮细胞发生营养不良性萎缩性改变,导致呼吸道免疫球蛋白合成受阻。中医认为,本病属本虚标实,在肺、脾、肾三脏虚损的基础上,反复感染六淫之邪所致,正所谓"正气存内,邪不可干","邪之所凑,其气必虚"。根据外治法传统理论,穴位贴敷能够鼓舞阳气,驱散内邪,提高机体免疫功能,增强抗感染能力,从而降低呼吸道感染的发病率。

穴位贴敷疗法就是依据中医"天人相应"理论,顺应四时气候特点的一种"内病外治"的传统疗法,是将中药和经络腧穴的特殊功能结合起来,使药物透过特异的腧穴吸收,循行至病所发挥作用的疗法。常选择的药物有白芥子、延胡索、甘遂、细辛、黄芪等,具有益气固表、化痰止咳之功效。补肺固本合剂(组成为山药、熟地黄、仙茅、巴戟天、肉桂等)、补肺益寿合剂(五味子、山药、女贞子、牡丹皮、太子参等)是甘肃省中医院著名中医药专家王自立经验方,具有补脾益肺、扶正补肾之功。实验研究证实,补肺益寿合剂可改善肺阴虚证时的 IL-1mRNA、TNF-α mRNA 的高表达,恢复失衡的细胞因子网络至正常状态,而补肺固本合剂可以改善肺气虚证 ET-1mRNA 的高表达,提示可能通过调节 ET 的水平而发挥其补肺益气的作用。黄芪等药含有丰富的微量元素,有明显的调节机体免疫功能的作用。小儿反复呼吸道感染的病理基础就是肺、脾、肾三脏亏虚,故选用二者相配，相得益彰，共同提高人体"正气"，以达到防病祛病的目的。此研究显示穴位贴敷联合中药辨证治疗小儿反复呼吸道感染，可明显提高患儿机体免疫力，改善患儿血清微量元素。

十一、小儿复感宁合剂治疗小儿反复呼吸道感染疗效评价

小儿反复呼吸道感染已越来越引起人们重视。目前，西医治疗多采用抗生素、免疫调节剂及补充营养物质的方法。笔者遵循中医学"不治已病，治未病"的理论，针对小儿虚证而研制了一种以预防为主，防治结合，具有益气固表、肺脾双补功效的"小儿复感宁合剂"，并且前期已从免疫学角度对其进行了观察。笔者从循证医学角度，于2002年5月—2005年4月在甘肃省中医院治疗观察了50例小儿反复呼吸道感染患儿，与西医药治疗的50例比较，对其疗效进行了评价。

（一）临床资料

本研究采用随机、开放，阳性药平行对照的试验设计。

1. 样本量计算

根据前期预试验的结果，治疗组总有效率为95%；对照组总有效率为72%。设 $Ua(a.05)=1.65$，$Up(a.10)=1.28$，$Po=95\%$，$P_1=72\%$，$P=83.5\%$，则 $n=(1.65+1.28)2 \times 2 \times 0.835 \times (1-0.835)/(0.95-0.72)2 \approx 45$（例）；再加上10%的失访或退出病例，实际每组需观察50例，2组共需观察100例。

2. 随机化方案

取连续自然数1，2，3，…，100，为患者的就诊序号；用随机数字表法随机100次，并依次与患者就诊序号1~100相对应。凡随机尾数为奇数者归入观察组；偶数者归入对照组。并经2次调整，使2组的病例数相等，即每组观察50例。

3. 试验药物

小儿复感宁合剂，药物组成：黄芪、五味子、大枣、玉竹、女贞子、补骨脂、牡蛎、太子参、黄精、甘草。由甘肃省中医院制剂室监制。

4. 对照药物

卡介菌多糖核酸注射液（成都蓉生药业有限责任公司生产）。

5. 诊断标准

参照1987年4月在成都召开的全国小儿呼吸道疾病学术会议拟定的小儿反复呼吸道感染的诊断参考标准。

6. 纳入标准

凡18个月至12岁反复发作的咽炎、扁桃体炎、支气管炎、哮喘、肺炎者。

7. 排除标准

原发性免疫缺陷病，以及与肺、气管及心脏先天性畸形、胃食管反流等疾病相关者。

8. 资料基线分析

选择2002年6月—2004年9月甘肃省中医院门诊和住院的100例小儿反复呼吸道感染患儿，其中治疗组50例，男23例，女27例；年龄最小18个月，最大12岁，平均4.93岁，其中3~6岁者占62%；病程1~11.2年，平均2.63年；每年发作次数9~32次，平均15.8次，以冬、春两季发病率最高，占87%；反复发作情况为咽炎占35%、扁桃体炎占26%、支气管炎占28%、哮喘占4%、肺炎占7%。对照组50例，男22例，女28例；年龄最小16个月，最大12岁，平均4.92岁，其中3~6岁者占60%；病程1~11.8年，平均2.68年；每年发作次数9~28次，平均15.2次，以冬、春两季发病率最高，占85%；反复发作情况为咽炎占37%、扁桃体炎占27%、支气管炎占29%、哮喘占3%、肺炎占4%。纳入病例1个月内均未用免疫调节剂。2组年龄、性别构成、治疗前病程、白细胞计数及病情严重程度，经统计学比较差异无显著性意义（$P > 0.05$），具有可比性。

（二）治疗方法

治疗组口服小儿复感宁合剂，1~3岁每次30mL，每日3次；3~5岁每次50mL，每日3次；5岁以上每次80mL，每日3次。对照组肌内注射卡介菌多糖核酸注射液0.5mg，隔日1次。2组均以2个月为

1个观察周期。

（三）观察指标与方法

1. 疗效观察

病情变化随时填表记录；观察治疗后症状、体征消失情况，并随访6个月至1年；记录复发次数及症状体征变化。

2. 不良反应

观察期间不良反应发生情况。

3. 疗效评价指标

疗效评价指标包括比值比（oddsratio，OR）、相对危险度（relative risk，RR）、相对危险度降低率（relative risk reduction，RRR）、绝对危险度降低率（absolute risk reduction，ARR）、需要治疗的病例数（number needed totreat，NNT）及其95%的可信区间（confidence interval，CI）。

4. 疗效标准

显效：停药后6个月未发生呼吸道感染或仅呼吸道感染1次。

有效：呼吸道感染次数减少，或未减少但每次呼吸道感染的病情较前轻，病程缩短。

无效：呼吸道感染次数和每次病程较治疗前均无改变。

5. 统计学方法

全部数据资料均按规范录入电脑，运用EpiData 2.1a软件建立数据库。用SPSS 11.0软件进行统计分析，等级资料用Ridit检验。显著性检验水准$\alpha=0.05$，以$P<0.05$表示差异具有显著性意义。

（四）结果

1. 2组失访和剔除病例情况

治疗组4例，对照组5例。按国际惯例，治疗组的失访病例视为无效；对照组的失访病例视为有效。

2. 2组临床疗效比较

2组患者临床疗效比较见表6-12。

表 6-12　2 组患者临床疗效比较〔例（%），$n=50$〕

组别	例数	显效	有效	无效	总有效率
治疗组	60	30（63.0）	15（32.0）	5（5.0）	95.0
对照组	60	19（42.0）	17（30.0）	14（28.0）	72.0

注：2 组总有效率经 Ridit 检验。

3. 小儿复感宁合剂的疗效评价指标

根据治疗组与对照组的疗效，则 OR=2、OR95%CI=0.78~5.10，RR=0.25、RR95%CI=0.10~0.64，RRR=75%、RRR95%CI=36%~90%，ARR=21%、ARR95%CI=6%~36%，NNT=5（例）、NNT95%CI= 3~17（例）。

（五）讨论

前期临床观察表明，小儿复感宁合剂能增加患儿的细胞免疫和体液免疫功能，升高血红蛋白，提高小儿反复呼吸道感染的临床疗效，缩短病程，减少并发症，提高生活质量；同时，本法给药方便，免去长期打针的痛苦，易被家长和患儿接受，且无明显不良反应。治疗性研究是临床研究的重要组成部分，而治疗性研究结果的好坏直接影响临床实践和应用。因此，作为治疗性研究结果的测量指标，除了应该客观、明确，能够准确判定，具有较好的一致性外，还应该具有易被临床医生理解和接受，有助于指导临床医生进行临床决策的特点。而 OR、RR、RRR、ARR、NNT 正好符合上述要求。其中，OR 和 RR 大小反映了干预措施与结局之间的相关性，其值越小越好；RRR 大小反映了实验组的治疗效果，其值越大越好；ARR 大小反映了防治措施绝对降低临床有关事件的能力，其值越大，临床意义越大；NNT 大小反映了每挽救 1 名患者免于发生某种严重临床事件，需治疗具有此严重临床事件危险性的病例数，其具有广泛的实用价值。本观察结果显示，小儿复感宁合剂相对于卡舒宁的 OR 为 2，并有 95% 的把握说明其效应值在 0.78~5.10；RR 为 0.25，并有 95% 的把握说明其效应值在 0.10~0.64；RRR 为 75%，并有 95% 的把握说明其效应值在 36%~90%；ARR 为 21%，并有 95% 的把握说明其效应值在 6%~36%；NNT 为 5 例，并有 95% 的把握说明其效应值在 3~17 例。说明小儿复感宁合剂治疗小儿反复呼吸道感染具有良好的疗效。

十二、冬病夏治穴位贴敷防治小儿反复呼吸道感染临床疗效观察

小儿反复呼吸道感染是小儿常见病、多发病，主要表现为1年内反复出现上呼吸道感染、下呼吸道感染，次数频繁，超过了正常范围，儿童发病率达20%左右，以2~6岁最常见。反复呼吸道感染多与先天性因素，或机体免疫功能低下，或微量元素和维生素缺乏，或喂养方式不当，以及遗传、护理、居住环境等多种因素有关，若治疗不当会导致哮喘、心肌炎、肾炎等疾病，严重影响小儿生长发育与身体健康，为儿科领域内重要研究课题之一。

穴位贴敷疗法，是以中医经络学说为理论依据，把药物研成细末，用水、醋、酒、蛋清、蜂蜜、植物油、清凉油、药液甚至唾液调成糊状，或用呈凝固状的油脂（如凡士林等）米饭、枣泥、姜汁、蒜汁等制成软膏、丸剂或饼剂，或将中药汤剂熬成膏，或将药末散于膏药上，再贴敷到穴位、患处（阿是穴），用来治疗疾病的一种无创无痛穴位疗法。它是中医外治学的重要组成部分。穴位贴敷疗法作为一种传统的中医内病外治法，具有透皮给药易吸收的优点，且价格低廉，操作简单，疗效确切，易为广大患者接受。

"冬病夏治"是基于中医基础理论《黄帝内经》中"未病先防"以及《素问·四气调神大论》中"夫四时阴阳者，万物之根本也，所以圣人春夏养阳，秋冬养阴，以从其根，故与万物沉浮于生长之门。逆其根，则伐其本，坏其真矣"为理论依据的一种治疗方法。因为腧穴是人体气血汇聚之所，是脏腑经络之气达于体表的部位，所以穴位贴敷通过经络调整全身的阴阳气血，从而达到治疗疾病的目的。

（一）临床资料

1. 一般资料

282例均来自2011年7月—8月的门诊患儿，其中男性162例，

女性120例;年龄1—14岁,其中1—2岁64例,2⁺—5岁148例,5⁺—14岁70例。2012年随诊249例,2013年随诊217例,共脱落65例。

2. 诊断标准

(1)疾病诊断　参照2007年中华医学会儿科分会修订的《反复呼吸道感染的临床概念和判断条件》。根据年龄、潜在的原因及部位不同,将反复呼吸道感染分为反复上呼吸道感染和反复下呼吸道感染,后者又可分为反复支气管炎和反复肺炎。具体判断条件见表6-13。

表6-13　反复呼吸道感染判断条件

年龄/岁	反复上呼吸道感染/（次/年）	反复下呼吸道感染/（次/年）	
		反复气管支气管炎	反复肺炎
0—2	7	3	2
2⁺—5	6	2	2
5⁺—14	5	2	2

注:①2次感染间隔时间至少7日以上。②若上呼吸道感染次数不够,可以将上呼吸道感染、下呼吸道感染次数相加,反之则不能。但若反复感染是以下呼吸道为主,则应定义为反复下呼吸道感染。③确定次数需连续观察1年。④反复肺炎是指1年内反复患肺炎2次,肺炎需由肺部体征和影像学证实,2次肺炎诊断期间肺炎体征和影像学改变应完全消失。

(2)证候诊断　参照普通高等教育"十一五"规划教材《中医儿科学》(汪受传,2007年)及中华人民共和国国家标准《中医临床诊疗术语·证候部分》(GB/T 16757.2—1997)肺脾气虚证、气阴两虚证、肺胃积热证。中医症候量化分级评分标准见表6-14。

表6-14　中医症候量化分级评分标准

症候	0分	1分	2分	3分
自汗	无	头汗为主	头背汗出	汗出湿衣
面色少华	无	面色稍黄,无光泽,唇微红或不红	介于轻重之间	面色微黄或㿠白,唇干色淡
纳呆食少	无	食欲稍差,食量较正常减少1/4	食欲差,食量较正常减少1/3	食欲差,食量较正常减少1/2
倦怠乏力	无	稍倦,不耐劳力	倦怠明显,勉强支持日常活动	四肢无力,不能坚持正常活动

续表

症候	0分	1分	2分	3分
便溏	无	便溏,每日1次	稀便,每日2次	稀便,每日3次
舌象	正常	舌淡	其他	不计分
脉象	正常	脉细无力	其他	不计分
指纹	正常	指纹淡	其他	不计分
总分合计				

(二)治疗方法

1. 贴敷药物组成

取白芥子、延胡索、甘遂、细辛、黄芪等份打粉过筛,以水调成膏状,做成直径1cm的药饼置于敷贴胶布上。

2. 贴敷穴位

根据患者症状选择相应穴位,一般一次选择6个贴敷点,可选肺俞、膻中、定喘、膏肓、大椎为主穴,再根据患者的病情不同辨证配穴,临床常用穴位有丰隆、膈俞、心俞、脾俞、肾俞、足三里等。

3. 贴敷时间及疗程

每年头伏、中伏、末伏进行贴敷(如果中伏为20日,间隔10日可加贴1次),每伏贴敷1次,根据小儿年龄及皮肤敏感程度,每次贴敷0.5~2小时,如有过敏反应立即去除,以皮肤发红而未起泡为佳,3年为1个疗程。每伏第1日为开穴的日子,此时贴敷疗效较好,且建议上午贴敷。

4. 贴敷方法

患儿取坐位,暴露所选穴位,用专用贴敷胶布将药膏固定于穴位上。

5. 贴敷注意事项

(1)1岁以内小婴儿及皮肤过敏症患者不适合本疗法。

(2)最好于贴敷后6~10小时再洗澡,且避免刺激贴敷处。

(3)贴敷后若出现水泡,避免搔抓而引起过敏;贴敷时若出现瘙痒等随时去除贴敷药膏。

(4)贴敷当日忌辛辣刺激、发物及生冷。

（三）结果

1. 疗效观察

（1）评价方法　于第2年、第3年贴敷时进行问卷调查，第4年进行电话随访，对坚持随诊的217例患儿的中医证候分型疗效、治疗后1年内每年呼吸道感染次数及发作程度进行评价。发作程度的判断分为1~5分。1分：临床症状明显减轻；2分：临床症状有所减轻；3分：临床症状变化不明显；4分：临床症状有所加重；5分：临床症状明显加重。

（2）评价标准　①临床痊愈：随访1年，呼吸道感染次数及病情符合同年龄组正常标准。②显效：随访1年，呼吸道感染次数较治疗前平均减少2/3以上。③有效：随访1年，呼吸道感染次数较治疗前平均减少1/3~2/3。④无效：随访1年，呼吸道感染次数较治疗前平均减少<1/3。

2. 统计学方法

采用SPSS 17.0统计学软件进行统计学分析，计量资料采用均数±标准差（$\bar{x}\pm s$）表示，正态分布，自身前、后对照采用t检验；偏态分布，采用非参数秩和检验；计数资料率的比较采用χ^2检验，多组等级资料的比较用非参数秩和检验。

3. 治疗结果

（1）2011—2013年临床疗效比较　见表6-15。

表6-15　2011—2013临床疗效比较（例）

时间/年	人数	临床痊愈	显效	有效	无效	总有效率
2011	282	16	154	74	38	86.52%
2012	249	32	123	67	27	89.16%
2013	217	56	84	57	20	90.78%

表6-15经非参数秩和检验显示，2012年及2013年的临床疗效均优于2011年（$P<0.05$）。

（2）完成疗程217例患儿中医证候分型疗效比较　见表6-16。

表 6-16　217 例患儿中医证候分型疗效比较（例）

证候分型	人数	临床痊愈	显效	有效	无效	总有效率
肺脾气虚证	118	42	52	14	10	91.53%
气阴两虚证	57	13	20	18	6	89.47%*
肺胃积热证	42	13	11	14	4	90.47%*

注：与肺脾气虚型比较，*—$P > 0.05$。

由表 6-16 可见，肺脾气虚证、气阴两虚证及肺胃积热证 3 种类型总有效率无明显差异（$P > 0.05$）。

（3）完成疗程 217 例患儿中医证候量化分级积分比较　见表 6-17。

表 6-17　2011 年和 2013 年的患儿中医证候量化分级积分比较

时间/年	人数	积分
2011	282	12.78 ± 1.23
2013	217	3.26 ± 1.07

由表 6-17 可见，治疗前、后积分比较，$P < 0.05$，差异具有显著性，有统计学意义。

（4）完成疗程 217 例患儿治疗前、后每月平均发作次数及发作程度比较　见表 6-18。

表 6-18　217 例患儿治疗前、后每月平均发作次数及发作程度比较（$\bar{x} \pm s$）

项目	治疗前	治疗后
平均每月发作次数/次	1.95 ± 0.79	0.94 ± 0.70*
发作程度/分	2.73 ± 1.24	1.35 ± 0.70*

注：与治疗前比较，*—$P < 0.05$。

由表 6-18 可见，与治疗前比较，217 例患儿治疗后反复呼吸道感染每月平均发作次数明显减少，并且发作程度亦减轻（$P < 0.05$）。

（5）所有参与随访的治疗患儿治疗前后病种变化比较　见表 6-19。

表 6-19 所有参与随访的治疗患儿治疗前、后病种变化比较〔次（%）〕

时间	人数	1年内感染次数	病种		
			上呼吸道感染	急性支气管炎	支气管肺炎
治疗前	282	1708	537（31.44%）	692（40.52%）	479（28.04%）
治疗1年	282	1406*	565（40.18%）	489（34.78%）#	352（25.04%）#
治疗2年	249	1237*	593（47.94%）	371（29.99%）#	273（22.07%）#
治疗3年	217	853*	443（51.93%）	239（28.02%）#	171（20.05%）#

注：与治疗前比较，*—$P < 0.05$，#—$P < 0.05$。

由表 6-19 可见，与治疗前比较，所有参与随访的患儿 1 年内呼吸道感染次数明显减少（$P < 0.05$），并且治疗后呼吸道感染发展中，下呼吸道感染次数明显减少（$P < 0.05$）。

（四）讨论

小儿反复呼吸道感染其发病机制尚不完全清楚，多认为与先天因素或机体免疫功能低下，以及微量元素和维生素缺乏有关，而免疫因子在疾病发展转归过程中呈现规律性变化，被认为是影响最大的因素之一。西医治疗是急性感染期予抗炎、退热、化痰止咳等对症处理，缓解期则予调节免疫功能、补充微量元素等治疗，但价格昂贵且不能对临床兼证给予有效治疗。1987 年在成都市召开的全国小儿呼吸道疾病学术会议上，统一了小儿反复呼吸道感染的定义、诊断、治疗、观察标准，才正式作为一种特定的病名进行防治研究。

小儿反复呼吸道感染是多种因素共同作用引起的一种临床综合征，祖国传统医学早在《诸病源候论》中即对复感原因有了相关记载"复者，谓复病如初也，此尚经络尚虚，血气未实，更至于病耳"。由此可见，古人多认为本病多因五脏六腑形气不足，因虚致病，治疗以补虚为主，如《证治汇补·伤风》云："虚人伤风，屡感屡发，形气病气俱虚者，又当补中，而佐以和解。"中医认为，本病属本虚标实，在肺、脾、肾三脏虚损的基础上，反复感染六淫之邪所致，正所谓"正气存内，邪不可干"，"邪之所凑，其气必虚"。根据外治法传统理论，穴位贴敷能够鼓舞阳气，驱散内邪，提高机体免疫功能，增强抗感染能力，从而降低呼吸道感染的发病率。

根据"天人相应"理论，古代医家提出了"春夏养阳、秋冬养阴"学说，正如《素问·四气调神大论》曰："夫四时阴阳者，万物之根本也，所以圣人春夏养阳，秋冬养阴，以从其根，故与万物沉浮于生长之门。逆其根，则伐其本，坏其真矣。"《黄帝内经》言"夏三月，此谓蕃秀，天地气交，万物华实"。所谓的"冬病夏治"是"天人相应"理论与"春夏养阳"学说的有机结合。利用夏时之"三伏天"（是外界阳气最为旺盛的时节），经过温阳性质中药的穴位刺激作用，能起到培补肺气，乃至脾阳、肾阳的功能。小儿反复呼吸道感染，尤其是反复下呼吸道感染，好发于秋、冬季节，并且常在冬季加重，因此可以归为"冬病"范畴，治疗当以温阳祛寒为主，预防当在盛夏时节实施最为有效。一年之中夏季炎热之时阳气最为充沛，此时治疗寒邪疾病，则寒邪易被祛除，且阳气最易长养，符合中医的养生之道"治未病"的思想，也符合医圣张仲景"上工治未病，不治已病"的理论。

贴敷药膏组方选自中医古籍《张氏医通》，主要由白芥子、延胡索、甘遂、细辛、黄芪组成。方中白芥子性温味辛，归肺、胃经，能温肺化痰，利气散结，《本草经疏》载"白芥子味极辛，气温，能搜剔内外痰结，及胸膈寒痰，冷涎壅塞者殊效"；延胡索性温味辛苦，归肝、脾、心经，能活血、行气、止痛，《本草纲目》载"延胡索，能行血中气滞，气中血滞"；甘遂性寒味苦，归肺、肾、大肠经，能泻水逐饮，消肿散结；细辛性温味辛，归肺、肾、心经，能祛风散寒，通窍，止痛，温肺化饮，《神农本草经》载"主咳逆"；黄芪性温味甘，归肺、脾经，补肺健脾，益气固表。

主穴选肺俞、膻中、定喘、膏肓、大椎，以宣肺理气，止咳平喘。肺俞主治肺系疾病，如咳嗽、气喘、鼻塞等，是冬病夏治穴位贴敷最基本穴位；膻中是人体之气会，具有调畅全身气机的作用；定喘、膏肓主治咳嗽、气喘；大椎能益气壮阳。再根据患者的病情不同辨证配穴，临床常用穴位有丰隆、膈俞、心俞、脾俞、肾俞、足三里等，以健脾化痰，扶正祛邪。诸穴合用，共奏宣肺止咳、强身健体之功效！

中医外治法源远流长，简单便捷，适用范围广，患儿配合度高，疗效显著，被广泛用于临床，造福于广大患儿。

十三、运脾颗粒对幼龄厌食模型大鼠胃肠激素水平的影响

小儿厌食对小儿生长发育、营养状况、智力发展等均有影响，长期可导致小儿营养不良、贫血、佝偻病及免疫低下。由于本病有增多趋势，严重影响儿童的生长发育，从而引起国内外医学界的高度重视。运脾颗粒是甘肃省中医院的院内制剂，由党参、茯苓、白术等组成，具有健脾助运的功能，用于脾虚不运为主的功能性消化不良，胃脘胀、食欲不振等。长期的临床研究表明，运脾颗粒对小儿厌食具有确切而稳定的疗效。本研究采用特制高脂饲料喂养建立幼龄厌食大鼠模型，观察运脾颗粒对模型大鼠胃肠激素水平和小肠吸收功能的影响，以期为运脾颗粒临床治疗小儿厌食提供实验依据。

（一）实验材料

1. 动物

SD幼龄大鼠，SPF级，60只，雌、雄各半，日龄30日，体重（60±10）g，由甘肃中医药大学实验动物中心提供，合格证号SCXK（甘）2011-0001；实验研究在甘肃中医药大学实验动物中心SPF级实验室进行，设施使用证号SYXK（甘）2011-0001；SPF级大鼠生长繁殖饲料，由北京科奥协力饲料有限公司提供；SPF级特制高脂饲料，由北京科奥协力饲料有限公司提供，配方比为奶粉：鱼粉：豆粉：玉米粉：白糖：鸡蛋：鲜肥肉=1：1：1：2：1：1.8：2，合格证号SCXK（京）2014-0010；动物自由饮水，室温（25±0.5）℃，相对湿度55%±5%，12小时灯光，12小时黑暗，适应3日后开始实验。

2. 药品与试剂

运脾颗粒（甘药制字Z09001927，由甘肃省中医院生产，批号20150320），儿宝颗粒（国药准字Z20003172，由江西博士达药业有限责任公司生产，批号20141103），大鼠胃泌素（GAS）ELISA试剂盒、大鼠生长抑素（SS）ELISA试剂盒均由上海酶联生物科技有限公司提供，批号201506。

3. 主要仪器

BS110sartorius 电子天平（德国 Sartorius），SIGMA 低温高速离心机（德国 Sartorius Sigma），酶标仪（美国伯乐 Benchmarkplus）。

（二）方法

1. 分组与给药

60 只 SD 幼龄大鼠随机分为正常对照组、模型对照组、阳性对照组（儿宝颗粒，1.75g/kg，相当于临床日用量的 7 倍）、运脾颗粒高剂量组（4.20g/kg，相当于临床日用量的 14 倍）、运脾颗粒中剂量组（2.10g/kg，相当于临床日用量的 7 倍）、运脾颗粒低剂量组（1.05g/kg，相当于临床日用量的 3.5 倍）。每组 10 只，模型建立后灌胃给药，容量 10mL/kg 体重，正常对照组和模型对照组灌胃等量生理盐水，连续 15 日。

2. 造模与评价

SD 大鼠适应性饲养 3 日后，除正常对照组，其他各组大鼠饲喂特制高脂饲料建立厌食模型。所有动物均单笼饲养，自由进食、饮水，于每日早上 9 时加饲料 50g，次日早上 9 时称取剩余饲料重量。计算各大鼠 24 小时进食量，每日称体重。正常对照组饲喂大鼠生长繁殖普通饲料。14 日后，与正常对照组比较，模型大鼠每日进食量低于正常对照组的 30%~50%、体重降低 10%~15% 及行为特征有显著变化，组间比较有统计学意义（$P < 0.05$），可视为厌食模型复制成功。

3. 指标检测及方法

（1）摄食量及体重　于每日早上 9 时加饲料 50g，次日早上 9 时称取剩余饲料重量，计算各大鼠 24 小时进食量，24 小时摄食量 =（前日饲料加入量 − 当日饲料剩余量）÷ 体重 ×100，于造模后及给药第 3 日、第 7 日、第 11 日、第 15 日称大鼠体重。

（2）血清胃泌素及生长抑素含量　给药第 14 日，大鼠股动脉取血，室温放置 4 小时，3000r/min 低温（−4℃）离心 10 分钟，分离血清，于 −20℃ 保存待测，严格按照 ELISA 试剂盒说明书测定血清胃泌素及生长抑素含量。

（3）胃窦胃泌素及生长抑素含量　给药第 14 日，大鼠取血后处死，摘取脑组织，分离下丘脑，用冰生理盐水制备 10% 组织匀浆，3000r/min 低温（-4℃）离心 15 分钟，取上清液待测；剖腹从胃幽门至胃小弯切迹处，取胃窦腹侧全层组织 1 块，沿胃纵轴剪取条形小块胃壁组织，用冰生理盐水制备 10% 组织匀浆，3000r/min 低温（-4℃）离心 15 分钟，取上清液待测；胃窦组织匀浆中胃泌素和生长抑素含量严格按照 ELISA 试剂盒说明书测定。

4.统计方法

所有数据以 $\bar{x} \pm s$ 表示，采用 SPSS 18.0 统计软件处理，组间比较采用单因素方差分析（One-way ANOVA），$P < 0.05$ 差异具有统计学意义。

（三）结果

1.运脾颗粒对幼龄厌食大鼠体重的影响

如表 6-20 所示，与正常对照组比较，造模后大鼠体重明显减少，差异均有统计学意义（$P < 0.01$）；给药后与模型组对照比较，运脾颗粒不同剂量组体重均有不同程度的增加，第 11 日和第 15 日运脾颗粒高剂量组差异均有统计学意义（$P < 0.05$），第 15 日运脾颗粒中剂量组差异均有统计学意义（$P < 0.05$）。

表 6-20　运脾颗粒对幼龄厌食大鼠体重的影响（$\bar{x} \pm s$，n=10）

组别	剂量/(g/kg)	体重/g				
		造模后	给药第 3 日	给药第 7 日	给药第 11 日	给药第 15 日
正常对照组	—	121.2 ± 19.06[##]	124.5 ± 34.91[##]	131.1 ± 11.04[##]	150.0 ± 11.74[##]	161.1 ± 11.13[##]
模型对照组	—	73.9 ± 8.25	88.6 ± 12.74	101.5 ± 12.79	104.9 ± 14.27	114.9 ± 14.08
阳性对照组	1.75	75.7 ± 9.34	87.7 ± 12.40	103.7 ± 13.29	110.7 ± 15.07	110.8 ± 10.64
运脾颗粒高剂量组	4.20	69.8 ± 8.09	83.3 ± 14.29	96.1 ± 10.16	119.4 ± 15.38[#]	128.8 ± 10.74[#]
运脾颗粒中剂量组	2.10	74.9 ± 8.17	86.9 ± 11.88	104.9 ± 12.94	114.8 ± 13.92	122.2 ± 6.31[#]
运脾颗粒低剂量组	1.05	74.8 ± 9.93	87.6 ± 16.24	98.9 ± 14.10	116.2 ± 17.28	115.1 ± 11.58

注：与模型对照组比较，#—$P < 0.05$，##—$P < 0.01$。

2. 运脾颗粒对幼龄厌食大鼠 24 小时摄食量的影响

如表 6-21 所示，与正常对照组比较，造模后大鼠 24 小时摄食量明显减少，差异均有统计学意义（$P < 0.01$）；与模型组比较，运脾颗粒不同剂量组 24 小时摄食量均有不同程度的增加，第 7 日、第 11 日和第 14 日运脾颗粒高剂量组差异均有统计学意义（$P < 0.05$，$P < 0.01$），第 11 日和第 14 日运脾颗粒中剂量组差异均有统计学意义（$P < 0.05$）。

表 6-21　运脾颗粒对幼龄厌食大鼠 24 小时摄食量的影响（$\bar{x} \pm s$，$n=10$）

组别	剂量/（g/kg）	摄食量/（g/100g 体重）				
		造模后	给药第 3 日	给药第 7 日	给药第 11 日	给药第 14 日
正常对照组	—	15.35 ± 0.81##	14.35 ± 0.91##	13.10 ± 0.83##	15.35 ± 1.64##	10.56 ± 2.92##
模型对照组	—	8.83 ± 0.99	9.87 ± 8.02	9.71 ± 1.91	8.15 ± 0.65	8.20 ± 2.11
阳性对照组	1.75	9.60 ± 0.81	12.20 ± 1.33##	11.10 ± 0.69##	10.17 ± 1.84#	8.41 ± 1.60
运脾颗粒高剂量组	4.20	8.86 ± 1.23	10.44 ± 2.54	12.88 ± 0.66##	9.67 ± 0.91#	9.98 ± 2.34#
运脾颗粒中剂量组	2.10	8.48 ± 0.64	10.66 ± 2.42	10.12 ± 0.83	9.65 ± 1.00#	9.71 ± 1.58#
运脾颗粒低剂量组	1.05	9.56 ± 2.50	10.69 ± 1.91	8.25 ± 1.23	9.24 ± 3.27	7.41 ± 3.49

注：与模型对照组比较，#—$P < 0.05$，##—$P < 0.01$。

3. 运脾颗粒对幼龄厌食大鼠血清胃泌素及生长抑素含量的影响

如表 6-22 所示，与正常对照组比较，模型组大鼠血清 CCK-8 含量明显升高，差异均有统计学意义（$P < 0.05$，$P < 0.01$）；与模型组对照比较，运脾颗粒高剂量组、中剂量组大鼠胃泌素含量均升高，各剂量组大鼠生长抑素含量均明显降低，差异均有统计学意义（$P < 0.05$，$P < 0.01$）。

表 6-22　运脾颗粒对幼龄厌食大鼠血清胃泌素及生长抑素含量的影响（$\bar{x} \pm s$，$n=10$）

组别	剂量/（g/kg）	胃泌素/（pg/mL）	生长抑素/（pmol/mL）
正常对照组	—	66.88 ± 4.70#	111.16 ± 38.56
模型对照组	—	60.19 ± 6.24	125.18 ± 21.76

续表

组别	剂量 /（g/kg）	胃泌素 /（pg/mL）	生长抑素 /（pmol/mL）
阳性对照组	1.75	62.79 ± 3.72	97.09 ± 17.58[#]
运脾颗粒高剂量组	4.20	68.81 ± 4.04[#]	86.01 ± 8.69[##]
运脾颗粒中剂量组	2.10	67.27 ± 7.08[#]	104.62 ± 15.38[#]
运脾颗粒低剂量组	1.05	57.33 ± 4.66	82.58 ± 8.88[##]

注：与模型对照组比较，#—$P < 0.05$，##—$P < 0.01$。

4. 运脾颗粒对幼龄厌食大鼠胃窦胃泌素及生长抑素含量的影响

如表 6-23 所示，与正常对照组比较，模型组大鼠胃窦胃泌素含量明显降低，生长抑素含量明显升高，差异均有统计学意义（$P < 0.01$）；与模型组对照比较，运脾颗粒高剂量组、中剂量组大鼠胃窦胃泌素含量明显升高，运脾颗粒高剂量组、中剂量组大鼠胃窦生长抑素含量明显降低，差异均有统计学意义（$P < 0.05$，$P < 0.01$）。

表 6-23　运脾颗粒对幼龄厌食大鼠下丘脑 β-EP、CCK-8 含量及胃窦胃泌素、生长抑素含量的影响（$\bar{x} \pm s$, $n=10$）

组别	剂量 /（g/kg）	胃泌素 /（pg/mg）	生长抑素 /（pmol/mg）
正常对照组	—	49.52 ± 12.26[##]	10.33 ± 1.40[##]
模型对照组	—	30.12 ± 16.85	13.75 ± 1.25
阳性对照组	1.75	42.95 ± 10.12[#]	9.28 ± 1.37[##]
运脾颗粒高剂量组	4.20	44.00 ± 16.65[#]	9.67 ± 2.11[##]
运脾颗粒中剂量组	2.10	43.07 ± 14.20[#]	10.00 ± 1.93[#]
运脾颗粒低剂量组	1.05	26.85 ± 21.34	12.95 ± 2.67

注：与模型对照组比较，#—$P < 0.05$，##—$P < 0.01$。

（四）讨论

小儿厌食的发生，古代医家多认为与乳食不节、喂养不当、他病伤脾等原因引起的脾胃失和、功能紊乱、受纳运化失健有关。例如：《灵枢经·脉度》中"脾气通于口，脾和则口能知五谷矣"，说明脾气调和，则知饥纳谷，食而知味。《幼幼新书·乳食不下》载："夫脾者，脏也；胃者，腑也。脾胃二气合为表里，胃受谷而脾磨之，二气平调则谷化而能食。若虚实不等，水谷不消，故令腹胀或泄利不能饮食，谓脾胃气不和，不能饮食也。"说明脾胃虚弱和脾胃不和是导致不思饮食的重要因素。《素问·痹论》中"饮食自倍，肠胃乃伤"，说明饮食积滞易损伤脾胃。脾为阴土，喜燥而恶湿，得阳则运；胃为阳土，喜润而恶燥，得阴则和；若患热病，误用攻伐，或过用苦寒之品损脾伤阳；或受寒凉，或过用温燥之品耗伤胃阴；或病后未能及时调理；或入夏伤于暑湿而至脾为湿困，均可使受纳运化失常，而致厌食发生。目前对小儿厌食的研究范围广泛，江育仁提出："欲健脾者，旨在运脾，欲使脾健，则不在补而贵在运也。"

现代研究发现，小儿厌食的发生多由喂养不当、他病伤脾、先天不足、情志失调引起，导致脾、胃运化功能失调，脾胃不和，纳化失职，而造成厌食。甘肃省名老中医王自立认为"脾以运为健，以运为补"，故脾虚型厌食患儿治疗贵在运脾，治疗以四君子汤为基础方加减而成运脾汤。张璐在《伤寒绪论》中云"气虚者，补之以甘，参、术、苓、草，甘温益胃，有健运之功，具冲和之德"。四君子汤具有促进消化吸收，调节胃肠活动和胃肠激素、抗胃肠黏膜损伤、改善肠道黏膜免疫功能的药理作用，还能增强T淋巴细胞活性及升高免疫球蛋白M水平，提高机体免疫力。运脾汤方以四君子汤为基础进行加减，以党参、白术、茯苓健脾。党参甘平，补中益气，健脾养胃，为君药，能增强机体抵抗力，调节胃肠运动。白术苦甘温，补气健脾燥湿，《本草汇言》载"白术，乃扶植脾胃，散湿除痹，消食除痞之要药。脾虚不健，术能补之；胃虚不纳，术能助之。"《本草纲目·草部》言"元素曰：白术除湿益燥，和中补气。其用有九：……强脾胃，进饮食，四也……"，加强益气助运之力，为臣药。茯苓甘淡，健脾渗湿，用于脾虚诸证，能健脾补中。运脾汤方配伍具有补而不滞、补中寓消、消不伤正的特点，适合治疗小儿脾虚型厌食。结合本实验，运脾颗粒对幼龄厌食模型大鼠胃肠激素水平具有一定调节作用，能促进小肠的吸收功能，各项试验指标优于儿宝颗粒，且儿宝颗粒（苍术、陈皮、山楂、鸡内金）运脾与消积并重，而运脾颗粒以运带消，更强调运脾、醒脾、行气，更突出了"脾以运为健，以运为补"的思想。

胃泌素对消化道运动有重要作用。近年来，胃泌素与脾虚失运的关系得到充分的研究，认为胃泌素水平紊乱是脾、胃运化功能障碍的重要因素。胃泌素是最早一个被突破的由胃泌素分泌细胞（G细胞）产生，主要调节胃酸分泌的胃肠激素。刺激胃酸分泌和胃蛋白酶的分泌，加快肠蠕动是胃泌素的主要作用之一。同时，胃泌素还有促进胃酸、胃内因子、促胰液素、胰液、胆汁的水和盐的分泌，增加胃肠道、胆囊的收缩及营养胃肠道黏膜的作用。有研究表明，胃泌素的释放受食物的影响，进食后胃泌素分泌增加；小儿厌食则胃泌素分泌减少，水平降低。

生长抑素是一种由多种分子形式构成的14个氨基酸残基组成的脑肠肽，广泛分布于胃肠道及中枢神经系统内，在胃肠道黏膜中由内分泌D细胞产生。生长抑素可抑制多种胃肠激素的释放，抑制胰腺的外分泌和胆汁分泌，抑制胃肠运动和胆囊收缩，抑制胃动素和胃排空，抑制回肠和胆囊收缩，抑制肠道内容物转运。由此可见，生长抑素对胃肠运动的调节在厌食发生发展过程中具有一定的意义。有人对此进行研究发现，应用特制饲料喂养法造厌食模型，并灌喂儿宝颗粒进行治疗，厌食模型组胃肠道黏膜D细胞增加，D细胞所含的生长抑素高于正常组；经治疗后大鼠D细胞减少，D细胞内所含的生长抑素水平与正常组无显著性差异。推测由于生长抑素分泌增加，抑制了胃肠运动功能，从而产生了食欲减退等症状，故抑制D细胞分泌生长抑素可能是促进动物摄食的重要途径之一。

十四、中医儿科临床教学的困境与思考

临床实习是医学生真正接触临床工作的起点，是理论知识与临床实践联系的桥梁，是培养医学生如何处理好医患关系、解决医疗纠纷、不断增强法律意识，使其成为一名合格医生的重要阶段，也是医学生到住院医生的必经之路。目前，医患关系紧张，患者自我保护意识与维权意识不断增强，对医生的要求也越来越高，从而在一定程度上限制了医学生临床实践的机会。儿科专业性强，如何在有限的时间内让

学生掌握儿科临床知识是教学工作的重点。新形势下开展儿科临床教学面临诸多困难，为确保实习生圆满完成教学任务，甘肃省中医院针对中医儿科临床教学中存在的问题，制定了相应的对策，旨在提高附属医院中医儿科临床教学的质量。

（一）中医儿科临床实习面临的困境

1. 教育资源不均衡，儿科专业萎缩

随着医疗体制的改革和医疗资源的优化，加之经济指标的考核，很多综合性医院儿科专业逐渐萎缩，而且从事儿科专业的专职医生数量也在明显减少。中国医师协会儿科医师分会会长朱宗涵指出，我国儿科医生在15年内仅增加了5000人，儿科医生缺口逾20万人；儿科医院仅占医院总数的0.52%，中医儿科专业少之又少。失衡的数字背后，凸显儿科医务人才短缺、政府投入不足、相关规划缺位。1999年以后，随着高考的扩招，招生规模的扩大，有限的教学资源难以满足不断增加的教学要求。目前，三级甲等中医医院的儿科床位逐渐萎缩，如甘肃省中医院儿科表现为大门诊、小病房，加之学生人数明显地增加，导致了儿科临床教学的病源与病种相对不足。此外，儿科的病源也与季节等外界因素有很大的关系。例如，肺系疾病以冬、春季为主，夏、秋季则是泄泻、痢疾的好发季节，而临床见习常被安排在某一固定的时间段内进行，没有季节性。以上情况均可导致学生在学习某一疾病的课程时临床上无相应的典型病例可供示教，致使学生对这一疾病的典型临床症状和体征印象不深，满足不了学生强烈的求知欲望，降低了教学质量。

2. 医学生缺乏兴趣，临床技能降低

儿科医生工作琐碎，责任大、风险高、回报少，加之市场环境下医院要创造经济效益，故对儿科及儿科医生不够重视，势必影响到临床学习学生的积极性。近年来，医学生学习儿科专业的积极性普遍下降，严重影响了儿科学的教学质量。究其原因，有以下几个方面。①传统观念影响：从古至今，大多数医学生都想成为一名外科医生或者内科医生，很少有医学生愿意当一名儿科医生。②择业观：

儿科工作的特殊性影响了医学生的择业观。儿科专业的社会效益大于经济效益，儿科医生的奖金收入在综合医院里几乎是最低的，在社会上影响力差，社会地位低。患儿病情瞬息万变，加上独生子女家长要求高，解释工作稍做不到位，就会产生医疗纠纷，医疗风险很高。实习期间很多医学生发现儿科医生工作量很大，每日的重复工作很多，面对的主体是不能表达或不能正确表达不适的患儿，有时体格检查难以顺利进行，感觉无从下手，困难重重，因而许多医学生盲目地认为自己将来不能胜任这份工作，加重了心理负担，降低了学习积极性。③中医药方面：患儿对中医汤剂的接受度较低，降低了学生对儿科学习的热情。此外，每年元月份前是考研复习及入学考试的时间，为了缓解就业压力，大部分学生选择考研，大家都会投入大量的时间去复习准备，这样会使实习时间进一步缩短，势必影响临床实习。

3. 带教积极性不高，影响教学质量

目前，儿科医务人员临床工作繁重，收入普遍较低，职称晋升困难，加之家庭、社会等因素相互交织，很大程度上影响了儿科实习带教教师的教学热情。此外，成人科室相对宽松的医疗环境，更具有吸引力。出于各种考虑，尤其是从个人发展前途出发，儿科医务人员外流甚至转行的趋势加剧。目前，很多综合医院儿科人才梯队已呈断层现象，这也使得儿科教师队伍自身素质及教学水平严重滑坡。在实习医院中，大部分教学骨干身兼数职，大多没有受过正规、系统的教学培训，带教经验及水平参差不齐。同时，儿科医务人员的临床医疗任务繁重，没有足够的时间和精力用于临床教学，对临床带教缺乏积极性。少数带教教师责任心不强，对实习生放任不管，影响了实习生的积极性。此外，有些医学生在临床学习的后期，忙于找工作和考研，或是请假频繁，或是埋头苦读准备考研冲刺，不能很好地投入临床实习中去。医学生的这些表现极大地挫伤了带教教师的教学积极性。

4. 病员意识性增强，医患矛盾凸显

目前，在大中城市中，儿科病源多为独生子女，家长对孩子有着强烈的保护意识。同时，随着社会进步，人们对医疗服务和医务人员的要求越来越高，许多家长对学生临床见习采取不配合甚至抵制态度。

而且，随着高等医学教育规模的扩大，许多医学院校扩招，学生人数明显增多，即使有一个典型病例，由于数个学生轮番询问病史、查体，也易使患儿及其家属产生厌烦畏惧心理，态度冷淡，乃至拒绝示教。随着《中华人民共和国医师法》及《医疗事故处理条例》的出台及制约，医疗行业风险大、责任心强，特别是面对儿科临床实习更加谨慎，大家如履薄冰，临床带教工作面临更多的问题，带教教师不敢让学生去操作，致使学生的实习动手能力进一步下降。

（二）提高中医儿科临床教学质量的对策

1. 巩固专业知识，提高学生积极性

在临床带教过程中发现，大多数学生存在好奇心和对知识的渴望，故临床带教教师的积极引导在实习过程中起到重要的作用。对于一个典型的病例，带教教师应从病例本身入手，逐渐分析，引导学生积极思考，最后总结，与学生互动，提高学生学习的兴趣。带教教师应积极运用多媒体辅助教学。由于生活水平不断提高，人们的健康保健意识不断提高，在见习时一些疾病的典型症状与体征如重度营养不良、佝偻病、"X"型（"O"型）腿、漏斗胸（鸡胸）等已难见到，在实习时病房往往缺乏相应教学病例。因此，教师平时应注意收集典型病例，尤其是一些病例的典型体征的照片、X线片等，充分利用多媒体或网络资源，以弥补临床病种的不足，对学生难理解的内容尽量利用适当的图片、动画展示，让学生有形象直观感性认识。而对于肺部啰音、心脏杂音听诊，带教教师可应用多媒体播放各种典型啰音及杂音，刺激学生听觉，加深记忆，提高教学效果。

2. 以身作则，加强临床教师建设

针对临床带教积极性不足，医院可加大对临床带教教师的投入，必要时和考核挂钩，而学校应不定期对临床带教教师进行培训，加强对临床教学的认识，提高主动教学的能力。此外，可从政策上有一定的倾斜，这样更能促进带教教师的积极性。目前，甘肃省中医院两年评选一次优秀带教教师，进行表彰奖励，也是一种可行的办法。带教教师要通过学习提高自己的临床水平，树立正确的中医理念，在临床带教中加强中医望闻问切的传授、优势处方的讲解，以优秀的个人魅力吸引学生学习中医儿科专业，爱上中医儿科专业。针对实习医学生求职、择业形势严峻的现状，带教教师在带教时应向医学生宣传有关就业的政策与规定，分析就业形势，引导医学生正确认识当前社会对医学人才需求的趋势，适时调整医学生的择业目标和就业心态。同时要经常与医学生进行讨论并告诉学生，患儿虽然病情变化快，但是很多疾病都能治愈，这是一份有成就感的工作；儿科相对竞争少，容易考取，与其学了内科再分配到儿科工作，不如直接学习儿科专业，更能发挥自己的优势。如此才有利于调动医学生对儿科临床实习的积极性，提高儿科学的临床教学质量。

3. 加强道德修养，增进医患沟通

医学生的思想道德教育涵盖医德医风、人文修养、生命意识及人道主义教育等方面。在日常实际工作中，只要坚持良好的医风医德及职业操守，并能够与患儿及其家属进行友善的接触和有效的沟通，就能在很大程度上防止医疗差错，减少医患纠纷。所以，要在关注学生专业技术水平的同时，也要关注医学生人文修养与职业道德的提高。因此，在临床实习教学中应贯穿和渗透并强化这方面的教育。现代儿科医学服务对象多为独生子女，且儿童年龄较小，与儿童患者的语言沟通的对象往往是儿童的家长或监护人，家长或监护人溺爱孩子，就医中对医务人员和医疗服务的要求比成人高。有些家长不信任实习生，导致实习生不能在患儿和家长的配合下系统全面地采集病史。与家长和患儿建立良好的医患沟通有助于医疗工作顺利地开展。儿科医患沟通显得尤为重要。良好的沟通能够有效了解患儿的病情变化及需求，及时处理病变、缓解疾病痛苦，预防医疗纠纷的产生。因此，加强儿科医学生沟通能力的培养显得尤为重要。

近年来，国家对儿科医师的培养逐渐重视起来，面对儿科医师的缺乏，国家加大投入，部分院校重新开始设置儿科专业。因此，中医儿科教育要以目前政策为契机，在临床实习过程中，带教教师要加强对中医儿科知识的培养，通过自身感染，让更多的学生喜欢中医儿科专业，提高中医儿科临床教学质量，为我国儿科健康保驾护航。

第七章　中医养生与预防

第一节　四季调护指导

一、春季调护

春季气温变暖，病毒、细菌活跃起来，早、晚天气变化相对较大，对免疫功能较弱的孩子来说，很容易被病毒或细菌感染而患病。孩子反复感冒、咳嗽，不仅影响健康、发育，而且会有一些严重的并发症发生，如心肌炎、风湿病等。某中心医院儿科专家提醒，掌握春季孩子保健知识，提高孩子的免疫功能，做好防范很重要。

1. 生活习惯

不要在室内吸烟，以免伤害孩子的呼吸道；居室定时开窗通风，保持空气新鲜；注意看天气预报，当气压低、空气污染严重时，尽量少让孩子出门；尽量不要带孩子去人多场合。

注意孩子衣服的增减，不过分"捂"，也不过分"冻"。《养子十法》中提出过"背、腹、足、膝要暖，头要凉"的观点。一般在室内不活动的情况下，孩子不出汗、手脚掌心不发烫、皮肤摸上去凉丝丝的，这时候衣服穿得厚度就比较合适。

教育孩子注意卫生，防止病从口入；勤于洗手，学会正确的洗手方法；每日早晨用冷水洗脸，促进幼儿抵抗疾病的能力。

家长要注意帮助孩子保暖，尤其是双脚的保暖。因为双脚是肢体的末端，血循环差，如果脚部着凉，会反射引起鼻、咽、气管等上呼吸道黏膜的改变，使抵抗病原体的能力下降，潜伏在体内的致病菌会大量生长、繁殖而引起发病。

同时要保证孩子有足够的睡眠时间，注意早睡早起。因为人体在睡眠时生长激素分泌旺盛，这对孩子的生长具有积极的意义。

2. 合理膳食

春季气候干燥，幼儿应多喝水。多喝水有利于体内有毒物质的排出，有利于体内新陈代谢，减少患病概率。清晨给孩子喝杯鲜奶，吃个苹果，温和又排毒。此外，海带、绿豆汤也是不错的排毒食物。

春季还是孩子长身高的最佳季节，家长要注意给孩子补充足够的钙质。同时要按时进餐，不偏食、荤素搭配，粗细粮混吃，甜咸适合，力求营养全面、均衡，保证孩子获得足够的蛋白质和维生素，满足孩子的生长需要。需摄入的多种维生素和矿物质如下。①维生素C：具有抗病毒和增强抵抗力的功能。如青菜、小白菜、青椒、番茄等。②维生素A：具有保护和增强上呼吸道黏膜和呼吸器官上皮细胞的功能，能抵抗各种病菌的侵蚀。如胡萝卜、苋菜及一些黄绿蔬菜等。③食用菌：内含丰富的铁和钙，能促进生长发育，提高肌体抵抗力。如黑木耳、白木耳、蘑菇等。

3. 增强体质

家长应常带孩子去户外活动，进行力所能及的锻炼，如散步、慢跑、踢球等，接受阳光照射，呼吸新鲜空气，让孩子奔跑、玩耍，循序渐进地加大运动量。同时多参加多样化的体育锻炼项目，以提高孩子自身的抵抗力。但在户外活动时要让孩子适时减衣、添衣，以免孩子出汗后受凉。孩子出汗后应拿块干毛巾垫在幼儿背部，帮助汗液的吸收。

4. 科学保健

家长可以为孩子用儿童专业牙膏刷牙，也可以用盐水为孩子漱口，以保持口腔清洁；可以在早晨让孩子喝点盐水，以便对肠胃有清洁和清热解毒的功效；姜水可以浸脚，也可以用毛巾以姜水趁热为孩子擦擦胸口和背部，这样做可以增强他们的心、肺功能，提高他们的身体抵抗能力。

家长给孩子购买保健品前，不要抱着"反正是营养品，吃了也没坏处"的想法，要先咨询医生或营养师，看看孩子到底缺什么，到底适不适合服用保健品。家长给孩子补充多种微量元素，要在查清孩子缺少什么后有针对性地补充。若某种元素补充过量，反而会导致营养失衡。

二、夏季调护

1. 预防空调病

夏季的天气本身就比较炎热，若为了图一时的凉爽而整日给孩子开着空调，轻则容易使冷气从呼吸道进入人体导致感冒，重则可能会引发肺炎、大脑神经失衡等病症。建议各位父母平时一定要注意将空调的温度调到合适的温度，等孩子睡着后就及时地关掉空调，以确保他们身体的健康。

2. 注意防晒

在日常生活中，有些父母会时常带孩子到户外活动，以让孩子呼吸新鲜空气和促进钙质的吸收，但应注意夏季的太阳比较毒辣，若长时间地将孩子暴露在紫外线下，不仅容易引起头晕、恶心等中暑症状，而且可能导致晒伤。建议各位父母尽量选择在比较凉爽的早上、傍晚带孩子出去，必要时可涂抹些防晒霜和戴上遮阳帽。

3. 时常洗澡

孩子的肌肤大多比较娇嫩，稍微一出汗就可能产生各类肌肤问题，如痱子、疖等，一来会伴随一定的瘙痒感，二来不利于整体的形象。建议各位父母平时应时常给孩子洗澡，尽量将水温控制在35℃左右，以起到很好的散热作用和使汗腺变得通畅。

4. 慎用蚊香

每逢夏季来临，各类蚊、蝇的出现率便会大大增加。若为了消灭这些害虫而盲目地使用劣质蚊香，很容易让身体功能未完全发育完善的孩子吸入并中毒。所以建议各位父母平时最好不要使用蚊香、敌敌畏、杀虫剂等具有刺鼻味道的产品，必要时可给孩子涂抹些花露水。

5. 注意补钙

对于孩子来说，任何的营养都是不可缺少的。如钙质、蛋白质等，一旦缺少，便很容易导致惊厥，具体表现为双眼上翻、四肢抽搐等。建议各位父母平时可适当地给孩子食用一些富含钙、蛋白质、维生素的食物，如牛奶、鸡蛋、鱼肉、骨头汤等，以帮助促进吸收。

6. 避免光头

在日常生活中，有些父母会为了凉快而让孩子剃光头，殊不知这样一来会将头皮直接暴露在紫外线下，增加细菌感染的概率，二来可能会对毛囊造成损害，不利于头发的正常生长。建议各位父母要避免采取此行为，实在要凉快的话可将孩子的头发剪短或者打薄些。

7. 补充水分

大多数孩子都是比较活泼且好动的，一日下来很难完全休息，此时便需要时刻补充水分了，否则轻则容易中暑，重则可能会休克昏迷。建议各位父母平时可给孩子喝一些含少量盐的水或者含盐汽水，以在补水的同时有效地预防水中毒。

三、秋季调护

1. 水分摄入

水分摄入在孩子秋季养生小常识中很重要。人体本身的水分就占有很大的比例，可以达到68%以上，孩子身体的水分必须保持充足。秋天本来就很干燥，干燥的气候会带走孩子身上的水分，如果没有补充足够的水分，会影响孩子的健康。无论是在家还是在户外，父母都要记得随时给孩子补充水，可以用质量好的奶瓶喂水，千万不要等到孩子感到渴的时候再喂水。而且，一定要给孩子喝白开水或者矿泉水，不要给孩子喝任何饮料。

2. 多食蔬果

秋季是丰收的季节，很多的水果都是可以给孩子吃的。很多孩子长大不愿意吃水果就是因为幼儿期没有养成吃水果的习惯，或者喂的方法不对，幼儿不接受。不喜欢吃水果的孩子，久而久之，身体里就会缺乏维生素，身体就会比较差。现在家里会配有榨汁机，父母可以勤快一些，可以选择苹果、橙子、梨等，多榨些新鲜的果汁给孩子喝。

3. 少食辛辣

秋季孩子容易上火，因此从饮食上也要格外注意。避免饮食中有刺激性过强的食物，水果类也尽量少吃荔枝、龙眼、橘子等，尽量避免吃油炸类食物、辛辣类食物。

4. 禁食冰冷

中医认为，要特别注意寒凉伤脾。孩子本身脾、胃就相对较弱，如果给孩子吃过于冰冷的食物，会造成脾胃不和，很容易出现一些胃肠方面的疾病。因此，从冰箱里拿出来的食物，不要马上给孩子吃。比如酸奶，一定要在室内放上15分钟以后，再给孩子喝。

5. 预防腹泻

秋季是胃肠道疾病多发的季节，腹泻很常见。因此，父母一定要把住"进口"关，保证孩子吃的食物新鲜、干净，同时注意定期将孩子的玩具进行消毒。另外，让孩子一定要养成饭前、便后洗手的习惯。

6. 营养均衡

一定要让孩子养成什么食物都吃的习惯，千万不要偏食。秋季是给孩子补充营养最好的季节，建议多给孩子补充蛋白质，喝牛奶、豆浆，吃鸡蛋，吃豆腐，多吃鱼类，少吃油腻的肉类，多吃一些五谷杂粮，以及玉米、红薯等，同时一定要多吃蔬菜，胡萝卜不能少，绿叶蔬菜要多吃。总而言之，荤素搭配营养均衡最重要。

四、冬季调护

1. 合理饮食

冬季是感冒的高发季节，合理的饮食能增加机体的抗病能力。母乳不仅是孩子体格和智力发育的最佳食品，而且含对呼吸道黏膜有保护作用的几种免疫球蛋白，可减少呼吸道疾病的发生。除了母乳喂养外，应根据孩子生长发育的需要，及时添加辅食，补充富含维生素的食物，如新鲜的水果、蔬菜、蛋、鱼、肉类，均衡营养，防止偏食及挑食，防止维生素及微量元素缺乏使小儿机体抵抗力下降，同时适量补充水分，防止呼吸道干燥，以减少呼吸道疾病的发生。

"若要小儿安，三分饥与寒。"现在有些父母总担心孩子吃得少、吃不饱，总想让孩子多吃一点儿。孩子吃多了，几日下来就容易形成食积便秘。因为中医认为"肺与大肠相表里"，即大肠有病会影响到肺的功能。研究表明，大肠的粪食燥结，能够引起巨噬细胞死亡率增高，肺组织抵抗力下降，进而引起反复的肺及呼吸道感染。

2. 户外活动

多带孩子进行户外活动，沐浴阳光。阳光中的紫外线能杀灭人体表面的病毒和细菌，帮助孩子对钙、磷的吸收，增强机体的抗病能力。此外，阳光能提高红细胞的含氧量和增强皮肤的调温作用，以及增强神经系统的活动技能和孩子的体质。

3. 定时通风

冬季，人体的适宜温度是20℃，如高于23℃，人会感到头晕、疲倦。另外，若室内外温差大，则容易感冒。冬季是呼吸道感染的高发季节。冬季由于供暖，室内外温差较大，这在北方更为突出，室内温度高，湿度相对较低，加上窗门紧闭，室内空气流通差，居室内的微生物密度较高，一些致病菌和病毒易侵袭小儿。所以，即使是在寒冷的冬季，也要定时开窗换气，加大室内湿度。如果室内温度过高，可在暖气片上放上湿毛巾，或在暖气旁边放一盆清水。

第二节 防病与保健

历代儿科医家非常重视儿童时期的保健调护。沈玉鹏根据长期临床实践，在诊疗疾病过程中非常重视防病治病，现总结如下。

一、饮食调护

小儿时期，生机蓬勃，发育迅速，需要营养物质较多，但其脾常不足，脏腑成而未全，全而未壮。因此，小儿的饮食，既要营养丰富，又不能损伤脾、胃，这就需要喂养得当，不可过饥过饱。过饥则啼哭不宁，日久影响全身营养，或使发育障碍；过饱则呕吐溢乳，产生积滞不运，伤害肠、胃。可见，合理的喂养对小儿的健康甚为重要。

沈玉鹏强调，母乳喂养对婴儿来说是至关重要的。正如明代儿科医家万全所说："乳为血化美如饧。"所以，母乳喂养婴儿最为适宜。哺乳量的多少，则要求母亲根据小儿个体的不同、食量的大小及生长发育的需要灵活掌握。哺乳期间，母亲应注意饮食营养、生活起居，保持身体健康。母亲饮食最好多样化，一切辛热寒滞之品不宜多食，不可偏食，以免乳质变异，影响小儿营养。

按时添加辅食尤为重要，应有计划地逐渐增加辅食，如稠粥、烂饭、面条、面片汤、藕粉、鸡蛋黄、菜泥等。

适时断奶。如果喂乳时间过长，不进其他食品，易致营养不足，造成脾胃虚弱，影响生长发育。小儿断乳以后，往往饮食不知自节，食不知饱足。这时必须适当控制饮食，宁饥勿饱，尽量避免投其所好，更不能一闻哭声，急以食物纳入儿口，或喂甘肥油腻之品、难以消化之物。

二、寒温调节

小儿气血未充，脏腑娇柔。穿着衣服要求轻软、宽松、整洁，使四肢活动自如，以有利于生长发育。鞋袜、帽子大小要适中。尿布以质软、吸水性强的棉布为宜，要勤换、勤洗、勤晒。

至于衣着的厚薄，历代儿科医家，大多主张"薄衣"，谆谆告诫"不可暖衣"。所以，小儿衣服不可穿得过多，夜间盖被要适宜，不可过厚。这样可以锻炼小儿耐受风寒、增强抗病的能力。但是，小儿肺气娇弱，卫外不固，衣服穿着多少应随着气温的升降而增减，尤其是春、秋季节气候易变，更应注意，不可过多或过少。过少则感冒风寒，腠理闭塞，容易发生伤风寒热等证；过多则睡眠不安，汗出伤阴，肌肤不健，反致体弱多病。

此外，古代儿科医家为了调节小儿寒温，适应四时气候的变化，根据脏腑腹背阴阳的特点，在主张"薄衣"的同时提出了"背腹足膝要暖，头部要凉"的观点。因为背部受了风寒，能使皮肤闭塞，发生恶寒、发热、喘咳等症；腹部受冷，可以影响消化功能，食物不能蒸腐，发生呕哕、腹痛、肠鸣、泄泻等症；足膝受冷，可以影响到脾、肾功能，出现腹痛、下利清谷、腿膝关节疼痛，甚至发生寒热，俗话说"寒从下起"，就是这个道理；头为诸阳之会，脑为髓海，灼热则髓溢汗泄，可使头部生疮，或发生目疾。所以，头部要凉，背腹足膝要经常保持温暖，才不致生病。这是古人的临床实践经验，可供参考。

三、养教结合

为使小儿健康地成长，并在德育、智育、体育儿方面得到全面发展，必须对小儿进行适时而合理的教育。古代许多思想家、教育家、医学家，对小儿的教育很重视，都主张从婴幼儿开始，要"养教结合""及时而教"。因为人生幼小，精神专一，及时进行教育，犹如草木及时灌溉雨露，就能迅速生长。否则，小儿长成以后，思想散逸、习惯成性，一般就不易教好。

根据小儿具有天真、活泼、好奇、好动、模仿性强、自尊心强、精力充沛的特点，不可错过对其进行早期教育的黄金时段，应做好合理、正确的引导教育工作。当小儿懂事时，要遇物而教，培养其好学钻研精神；要教以诚实，不能欺骗，培养其实事求是精神；与左邻右舍和兄弟姐妹要和睦相处，关心别人，培养其团结友爱精神；要教以尊老敬友，举止言行文明，培养其讲究文明礼貌的美德。教育的方法，宜循循善诱，讲故事，讲道理，耐心教导，而不能偏袒偏爱、打骂恐吓等，以免影响小儿身心健康。

第三节 调养与护理

历代医家对调护都很重视，并且积累了很多宝贵的经验。沈玉鹏在诊治疾病时更加重视病时调护和病后调护。

一、病时护理

小儿患病除应积极治疗外，调护是非常重要的，俗谓"三分医药，七分调理",调理就是护理的意思。护理小儿应当从各方面注意,如病室内外的环境,以及对患儿的精神安慰和寒热、饮食的照顾,做好消除患儿的心理恐惧、取得护理上的合作等工作。

中医护理有许多独特之处,具有辨证护理的意义。例如:慢性虚弱患儿大多形瘦,面色㿠白,脉弱,气血两亏,阳气不足,在护理方面,应当注意保暖,清晨及夜间的室温均宜稍高。因为这类病儿,正气不足,卫外能力不强,很易受凉感冒。相反,对高热、神烦、口渴、苔黄、脉数的患儿,在护理方面要注意室内通风,在夏令适当降低室内温度。此外,尚需结合医疗上的处理来进行护理。例如:当给患儿服发汗剂时,就应当给予避风保暖的护理;当汗已经出得太多时,就可以调节室内温度,但不宜使病儿直接被风吹,以免影响疗效,或病热再作。因此,必须全面掌握病情,灵活护理,尤其是小儿病情变化很快,时症变化更快,观察特别要勤、要仔细,才能真正做好护理工作。

小儿苦于服药,故药量不宜过多,宜浓缩,少量、多次分服。温补药宜空腹温服,以利药物吸收;消导药宜饭前服,有助于消化;解表药应该热服,有利于邪从汗解。服药前必须仔细查对,避免差错。服药后应随时密切观察病情变化。如患儿睡眠是否安静,睡中有无惊惕,汗出与否,腹痛喜按还是拒按,对乳食的喜恶,服药后的反应等。这些均为判断小儿病情变化和治疗效果的有力佐证,可作为下一步治疗措施和护理工作的依据。如果患儿身热悠悠,气息和平,饮食、二便如常,便是疾病将愈的征象,只需一般护理,尽量设法增加病儿的食欲和安适的睡眠。在护理方面,应绝对保持室内安静,使患儿平卧,并将卧床足端抬高,解除约束身体的衣带,注意保温,护理人员不能离开患儿,并随时注意观察面色、呼吸、脉象、血压变化诸方面的情况。

中医对小儿在疾病发生发展过程中的饮食宜忌十分重视。由于疾病的类型不同,对于饮食要有一定的选择,有利于治疗的宜食之,有弊的必须禁忌。例如,瓜果、生冷蔬菜,这类食物性味多寒,能清热解渴,适用于温热时症、便秘、喉痛、牙痛等疾病。油脂厚味性滑而润,不易消化,虽有通腑作用,但有损脾胃健运,对外感诸病、黄疸、大便滑泻者均应禁忌。葱、蒜、韭、姜、辣椒,性味辛热,少食有通阳健胃作用，适宜于胃病、腹痛、泄泻、水肿等寒性疾病；多食则能生痰助火，散气耗血，对于时症温病、咳嗽、疮疡等及阴虚阳亢之体者均须禁忌。鱼、虾、海鲜等水产食物，性味咸寒，多食容易伤脾，诱发疾病，故宿有旧疾及脾胃虚寒者，亦属禁忌。尤其是小儿消化能力薄弱，患病后饮食不当，或吃所忌之物，往往助长病热，延长病程。因此，凡遇高热或其他疾病，必须结合具体病情进行合理调节，加以护理。一般认为，外感病或热性病在发病过程中，宜食少量清淡易于消化的食物，如稀粥、藕粉等，忌食油腻，尽量少吃多餐。咳嗽有痰者，忌食荤腥甜腻。痄腮、疮疡、疖肿等疾病患者，忌食油腻发物。麻疹在发疹过程中，宜食芫荽、菠菜、竹笋、黄花菜等，以助疹形外达。腹痛泄泻者，忌食生冷、油腻、煎炸或豆类难以消化之物。如久泻脾虚，宜用莲子、山药、薏苡仁熬粥食之，既可消食开胃，健脾补虚，又能以药佐膳，充长气血，促进恢复。

二、病后护理

病后护理是祛除余邪，尽快恢复元气的有力措施。如果护理得宜，往往恢复很快；否则，调护不当，不仅体力恢复很慢，甚至出现复发或新感的可能，尤易出现"风复"或"食复"。

所谓风复，是指疾病初愈，因受风而复发。小儿病后气血尚未恢复，或余热未清，感受风邪，最易导致疾病复发。所谓食复，是指久病或大病初愈，或在休养时期，脾、胃运化尚未正常时，不注意应忌的饮食，以致脾、胃不能运化，而引起疾病的反复。因此，小儿病后护理的方法，首先要注意气候的冷暖，适当增减衣服，不要着凉受风而复发。其次需根据患儿的具体情况，谨慎地给予适当的饮食，以防纳谷太骤，致运化不及，余邪夹食滞而复发。

此外，小儿病后尚需注意充分休息，以更有利于健康的恢复。安静的环境，不但使患儿情绪愉快、身体舒适，而且能使其睡眠充足，食欲增加。

第八章　医患沟通与家长指导

一、医患沟通在儿科工作中的重要性

开展有效的医患沟通对医生是十分有帮助的。在与患者沟通的过程中，医生可以从患者的话语中得知患者的既往病史，也可以感受到患者的心理变化，便于安抚患者，为患者进行心理疏导。良好的医患关系，可以方便医生第一时间知晓患者的突发症状，利于医生进一步开展治疗，最主要的还是能够降低误诊的可能性。对病症的描述越详细，确诊的概率就越大，误诊的情况也就越少。其实，建立良好的医患沟通也便于缓和医生与家属二者之间的关系。有误会或是对医生的不信任，甚至是防备，都可以通过沟通来解除，同时能够避免不必要的医疗事故。

二、医患关系在儿科工作中的特殊性

随着我国医疗条件的不断进步，治疗手段也变得多样化。但是，对于儿科医生来说，还是着重于医患沟通上。坦白来说，医患沟通时所包含的信息量是很大的，只要在患者家属不隐瞒病情的情况下，医生可以得知自己想要知道了解的信息。但是，由于儿科医生面对的患者都是儿童，甚至是家中的独生子，可想而知，当儿童生病时家长的焦虑程度有多大，甚至由于儿童的年纪尚小，心智发育不全，天性又贪玩，注意力无法很好地集中，对自己的病状又没有办法清晰地描述，如果出现问题，此时家长往往会把大部分的责任推脱给医生。由于种种因素，医生没有办法对患者的病情作出正确的诊断，这样就会直接或间接地造成难以调节的医患矛盾。

三、家长指导

1. 与家长进行医患沟通

在与儿童家属进行沟通的过程中，一定要耐心倾听。要理解家长因为儿童生病的焦虑心情，并且要安抚家长的情绪。在家长述说时，由于其焦急的心理，所说的话语是毫无重点的，只会急于将儿童患病的症状一股脑地全部说出来。此时儿科医生要善于倾听家长的话，并且在语无伦次的语句中找到病情的关键所在，就其根源医治，这样才能够尽快、更加准确地对症下药。当然，医生也要善于向患儿及家属解释，确保把儿童的病情第一时间告知家长，能够既客观、专业，又条理清晰地将儿童的病情症状和焦急的家长解释清楚。

2. 与儿童进行医患沟通

在与儿童沟通时会出现一些沟通上的难题。因为儿童本身就不太能明白自己为什么会生病，对自己不知道的事情也存在一定的恐惧心理，所以很多儿童在打针吃药时常常会又哭又闹。

儿科医生要保持一颗童心。儿童对于医生说的每句话也是极其敏感的，尽管他们并不是很清楚发生了什么。此时千万不能去吓唬儿童，要有耐心，尽快与儿童拉近距离，了解他们的喜好。每名儿童都有自己喜欢的卡通人物，有的是猪猪侠，有的是哪吒，就算遇到一些比较内向、不太说话的儿童，那就抛开自己是医生的身份，讲讲他们喜欢的卡通人物，给他们播放动画片，让他们知道并不是一定要打针、吃药。

要适当地鼓励和给予儿童关爱。在查房的时候，可以拿一些小玩具给儿童，并多鼓励他们。如此，儿童就不会对治疗那么害怕。鼓励儿童积极配合治疗，让他们能够鼓起战胜疾病的勇气，这样治疗才能顺利进行。

儿科在医院一直都是特殊的部门，因此，处理好医患沟通尤为重

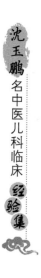

要。这不仅关系到医生对患者病情的了解，而且关系到长期以来一直矛盾的医患关系。当然，只有医生对患儿的生命安全负责，把自己力所能及的事情做到最好，问心无愧，同时积极地与患儿及其家属沟通，建立起良好的医患关系，才能保证和谐的医患关系，才能保证患儿得到更好的医治。

第九章　中医适宜技术在儿科临床中的应用

中医适宜技术是中医学中的特殊疗法，它有着深厚的理论基础，与中医脏腑学说、经络学说、中医体质辨识理论等有着密切的联系。治疗方法主要分为外治和内治两种。外治包括针法类、灸法类、按摩类、导引类、其他类五大类，每一类又包含许多种中医适宜技术。沈玉鹏在临床中强调，中医适宜技术可有效地缓解患儿的病痛，而且操作简便、价格低廉，容易被患儿及其家属接受。现将常用儿科适宜技术介绍如下。

第一节　小儿捏脊疗法在儿科临床中的应用

一、捏脊疗法概述

捏脊疗法是用双手拇指指腹和示指指腹在脊柱部皮肤表面循序捏拿捻动的中医防治疾病的方法。捏脊疗法可以刺激人体植物神经干和神经节，通过复杂的神经体液因素，提高机体的免疫功能，并整体、双向地调节内脏活动，以达到防治疾病，属于小儿推拿范畴的一种。晋代葛洪《肘后备急方·治卒腹痛方》记载"拈取其脊骨皮，深取痛引之，从龟尾至顶乃止，令患人呼噫，噫则痛止"。人体背部的正中为督脉。督脉两侧均为足太阳膀胱经的循行路线。督脉和膀胱经是人体抵御外邪的第一道防护，通过捏脊疗法，可以疏通经络，达到调整脏腑的作用。

二、小儿捏脊疗法的现代机制

捏脊的层次为皮肤带动皮下组织到棘上韧带再到棘间韧带，其体表部位和病变器官的感觉神经进入同一脊髓节段。推拿刺激穴位后，可使周围神经兴奋，以加速其传导反射，引起肌肉感受器的传导活动，并通过脊神经前后根的传导，调节内脏的运动与感觉功能。同时皮肤、筋膜、骶棘肌、横突间韧带等其他富含胶原纤维的结缔组织等均可联系和调节器官。推拿通过刺激穴位周围的肌肉及血管发生反应，改善局部的血液循环、解除肌肉痉挛等，从而达到治疗内脏系统疾病的目的。

三、小儿捏脊疗法的优点

捏脊操作简单、毒副作用小、疗效确切，容易被患者及其家属接受。近年的实验室观察证实，捏脊能提高血红蛋白、血浆蛋白、血清淀粉酶指数，加强胃肠吸收功能。

四、小儿捏脊疗法的适应证

捏脊在临床上常被用于治疗胃肠疾病如小儿疳积、消化不良、厌食、腹泻、呕吐、便秘，肺系疾病如反复感冒、咳嗽、喘息，其他疾病如夜啼、睡眠不安、遗尿、多汗等症。此外，捏脊也可作为保健按摩的方法使用。

五、小儿捏脊疗法的操作方法

（1）一种是用拇指指腹与示指、中指指腹对合，挟持肌肤，拇指在后，示指、中指在前，然后示指、中指向后捻动，拇指向前推动，边捏边向项枕部推移。

（2）另一种是手握空拳，拇指指腹与屈曲的示指桡侧部对合，挟持肌肤，拇指在前，示指在后，然后拇指向后捻动，示指向前推动，边捏边向项枕部推移。

（3）从捏脊的方向上来说，迎着督脉的方向（从下向上）即为补，循着督脉的方向（从上到下）即为泻。按功效分为"补法""泻法""平补平泻法"。

（4）操作方法如下。①让孩子俯卧于床上，背部保持平直、放松。②操作者站在孩子后方，双手的中指、示指和小指握成半拳状。③示指半屈，用双手示指中节靠拇指的侧面，抵在孩子的尾骨处；拇指与示指相对，向上捏起皮肤，同时向上捻动，双手交替，沿脊柱两侧自长强穴（肛门后上3~5cm处）向上边推边捏边放，一直推到大椎穴（颈后平肩的骨突部位），算作捏脊1遍。④第2遍、第3遍仍按前法捏脊，第4遍、第5遍每捏3下需将背部皮肤向上提1次。⑤一般每日捏1次，连续7~10日为1个疗程，疗效出现较晚的患者可连续做2个疗程。

六、小儿捏脊疗法的注意事项

（1）时段　捏脊在早晨起床后或晚上临睡前进行疗效较好。饭后不宜立即捏拿，需休息2小时后再进行。捏脊前要露出整个背部，力求背部平、正、肌肉放松。

（2）时间　每次捏脊时间不宜太长，以3~5分钟为宜。

（3）温度　捏脊时室内温度要适中，捏脊者的指甲要修整光滑，手部要温暖，手法宜轻柔、敏捷，力量及速度要均等，捏脊中途最好不要停止。

（4）手法　①开始做时手法宜轻巧，以后逐渐加重，使小儿慢慢适应。②要捏捻，不可拧转。③捻动推进时，要直线向前，不可歪斜。

（5）年龄　捏脊疗法适于半岁以上到7岁左右的患者。年龄过小的患者皮肤娇嫩，掌握不好力度容易造成皮肤破损；年龄过大则因为背肌较厚，不易提起。

七、小儿捏脊疗法的禁忌证

皮肤发生烧伤、烫伤、破损、疖肿不可以使用本疗法。某些急性感染性疾病如蜂窝织炎、骨髓炎，各种恶性肿瘤、骨折、骨质疏松、脱位，急性心脏病、有出血倾向者慎用。捏脊为治疗疾病的一种手段，对危重患者应在其他治疗的同时进行。

第二节　穴位贴敷在儿科临床中的应用

一、穴位贴敷概述

贴敷疗法，又称为外敷疗法、外贴疗法，较口服药物简便、实用，属于中医外治法范畴，是我国劳动人民几千年来在同疾病作斗争中总结出来的一套独特的、行之有效的治疗方法。贴敷疗法是以中医基础理论为指导，将药物提取物或生药细末，与各种不同的辅料一起制成膏糊状制剂，贴敷于所需的皮肤、孔窍、穴位，以治疗疾病的方法。病多从外入，医有外治法以应之，故先取其外。病亦生于内而形诸外者，亦可以外治，非外者不能治内，此贴敷所由来也。贴敷疗法可使药物有效成分直达皮肤病灶处发挥作用，还可通过穴位使药性通过皮毛腠理而由表及里，循经络传至脏腑，以调节脏腑气血阴阳，扶正祛邪，从而治疗疾病。

贴敷疗法源远流长，疗效显著。早在远古时期，人们就已经学会用泥土、草根、树皮外敷伤口止血。《周礼·天官》中就记载了治疗疮疡常用的外敷药物法、药物腐蚀法等。《帛书·灸经》中（湖南长沙马王堆三号汉墓出土的文物）就有"……以蓟印其中颠"的记载，即白芥子捣烂外敷百会穴，使局部皮肤发红，治疗毒蛇咬伤。春秋战国时期，《黄帝内经》还有桂心渍酒，以熨寒痹的记载。用白酒和桂心涂治风中血脉，被后世誉为膏药之始。

汉晋时期，随着针灸学的发展，外敷法与经络腧穴的特殊功能结合起来，使贴敷疗法得到了长足的发展。晋代葛洪《肘后备急方》载有穴位贴敷疗法的方剂："治疟疾寒多热少，或但寒不热，……临发时，捣大附子下筛，以芳酒和之，涂背上"；治面神经麻痹"鳖血调乌头末涂之，待正则即揭去"。书中载用鸡子、白醋、猪脂、水、蜜、酒等作为外敷药和调和剂,并首次记载了用生地黄或天花粉捣烂外敷治伤,用软膏剂贴敷疗金疮,并收录了大量外用膏药,如续断膏、丹参膏、雄黄膏、五毒神膏等,注明了具体的制用方法。其用狂犬脑外敷伤口治疗狂犬病的方法,为中医免疫学的早期实践。

隋唐以后,贴敷疗法在临床上得到大量应用。最早的儿科专著,隋代《颅囟经》共载医方56首,属外治法的方剂28首,其中就有外敷法的应用。唐代孙思邈在《备急千金要方》中的风毒脚气治法记载有外用膏药8首。宋代王怀隐在《太平圣惠方》中谓:"治疗腰脚风痹冷痛有风,川乌三个去皮脐,为散,涂帛贴,须臾即止。"明代朱橚在《普济方》中谓:"鼻渊、脑泻、流鼻血或清涕反复不愈者,用生附子末、葱涎和如泥,贴涌泉穴。"明代李时珍在《本草纲目》中记载了很多敷药疗法,如药敷神阙治疗水肿法等为人们所熟知和广泛采用。

虽然贴敷疗法在明代以前有大量应用,但其应用范围和理论基础并不十分明确。纵观整个贴敷疗法的发展历程,鼎盛时期及理论成熟应属清代。在这一时期,贴敷疗法的发展以膏药的应用为代表。对于膏药,清代名医徐灵胎曾谓:"用膏贴之,闭塞其气,使药性从毛孔而入其腠理,通经贯络,或提而出之,或攻而散之,较之服药尤有力,此至妙之法也。"这一段论述已较明确地阐述了贴敷疗法皮肤吸收的机制。

清代医家吴尚先将从事研制膏药等外治法所获的丰富医疗经验进行了系统的总结,编撰成《理瀹骈文》(又名为《外治医说》)。这是一部以中医学理法方药为理论依据,而以外治法为主要内容的临床著作,是我国早期的外治经皮吸收理论,使贴敷疗法达到更为完善的水平。

目前,随着中医外治法的发展,贴敷疗法得到更广泛的应用和全新发展。很多关于贴敷疗法的著述出版。《中医外治杂志》的出版发行,为贴敷疗法的发展交流提供了平台。我国政府在"十一五"期间也设立了中医外治疗法研究的专项课题。

现代科技的发展使得学科交叉变得更加必要,利用声、光、电、磁等原理配合中药贴敷治疗的方法不断出现，贴敷疗法得到不断创新发展。随着制药技术的进步和药用新辅料特别是高分子药用材料的应用，除了传统的贴敷剂型外，涂膜剂、膜剂、巴布剂、贴膏、贴片等经皮给药新剂型不断出现。众多研究人员对中药贴敷经皮给药透皮特性、影响因素和吸收机制等开展研究，以揭示中药贴敷经皮给药这一古老给药方式的客观、科学的内涵，赋予其新的生命力。

二、穴位贴敷的作用机制

贴敷疗法是用适宜技术将药物制成散剂、糊剂、膏剂、饼剂等，贴敷于病变部位或穴位上而起治疗作用的方法。贴敷疗法的作用机制比较复杂，目前认为其可能的机制有三个方面，即药物对相应经络穴位的刺激与调节作用、药物吸收后的局部或全身药效作用、两者的综合叠加作用。

1. 经络穴位作用

中医理论认为，人体是一个有机的整体，构成人体的各个组成部分，在功能上是相互联系的，在病理上是相互影响的。这种联系和影响是以脏腑为中心，通过经络的联络作用而实现的。经络"内属于脏腑，外络于肢节"，可"沟通表里，贯穿上下"，是人体气血运行出入的通道，而穴位则是脏腑气血在运行中的汇聚之处，是"肺气所发"和"神气游行出入的场所"。穴位通过经络与脏腑密切相关，可反映相应脏腑生理、病理情况，也是临床上治疗脏腑疾病的刺激点。邪于内致病，当于在外的经络腧穴有所反映，故用穴位贴敷疗法，刺激和作用于体表腧穴相应的皮部，通过经络的感传，调整脏腑的阴阳平衡，改善经络气血的运行，恢复脏腑的生理功能，进而产生治疗作用。研究表明，经穴对药物具有外敏性和放大效应，经络系统是低电阻的运行通路，药物贴敷于特殊经穴，迅速在相应脏腑产生较强的药理效应，起到调节作用。

药物贴敷于皮肤及相应穴位后，通过渗透作用透过皮肤进入血液循环，到达患处或脏腑精气失调的病所，发挥药物"归经"和功能效应。贴敷药物直接作用于体表穴位或病灶，使局部血管扩张，血液循环加速，有助于药物的吸收和局部代谢产物的排泄，可改善周围组织营养，还可使药物透过皮毛腠理由表入里，通过经络的贯通运行，联络脏腑，沟通表里，发挥较强的药效作用。

对具有不同特性的药物，在皮肤、经络腧穴处辨证贴敷后，通过病体皮肤及相应经络腧穴的吸收，并对局部产生一定的刺激，某些成分易于透入皮肤而进入体液，通过经脉气血输布五脏六腑、四肢百骸、五官九窍，散布于全身，进而发挥其药理作用。现代研究证明，穴位贴敷还可能通过刺激穴位，以及药物的吸收、代谢，对机体产生影响，直接反射性地调整大脑皮层和自主神经系统。

2. 局部或全身药效作用

药物的贴敷吸收除与药物的理化性质和药理性质有关外，还与皮肤有关。药物渗透通过皮肤吸收进入体循环的途径有两条，即表皮途径和皮肤附属器吸收途径。表皮途径是指药物透过表皮角质层进入活性表皮，扩散至真皮被毛细血管吸收进入体循环的途径，它是药物经皮吸收的主要途径。皮肤附属器吸收途径，即通过毛囊、皮脂腺和汗腺吸收。药物通过皮肤附属器的穿透速度要比表皮途径快，但因附属器数量少，故其不是主要途径。

药物贴敷后，在贴敷局部形成一种汗水难以蒸发扩散的密闭状态，使角质层含水量从5%~15%增至50%，皮肤水化，引起角质层细胞膨胀成多孔状态而使其紧密的结构变得疏松，易于药物穿透。研究证明，药物的透皮速率可因此增加4~5倍，同时还可使表皮温度从32℃增至37℃，加速局部血液循环。

贴敷制剂中的基质多含有机溶剂，这有助于药物的跨膜转运。一些芳香药物及贴敷药物的透皮促进剂可促进药物吸收。

3. 综合叠加作用

贴敷疗法是传统针灸疗法和药物疗法的有机结合，其实质是一种融经络、穴位、药物的局部和全身作用为一体的复合性治疗方法，其应用以敷脐疗法为代表。

脐部神阙穴属任脉、督脉，二脉互为表里，共理人体诸经百脉，故神阙穴与诸经百脉相通，又为冲脉之经所行之域。冲用任脉之海，任、督、冲三脉经气相通，更由奇经纵横，串通于十二经脉、五脏六腑、四肢百骸、五官九窍和皮、肉、筋、膜。脐在胚胎发育过程中为腹壁最后闭合之处，表皮角质层最薄，血管丰富，屏障功能最弱，药物容易穿透并弥散而吸收，并且脐部皮下无脂肪组织，皮肤和筋膜、腹膜直接相连，渗透力较强，因而通过脐部皮肤给药，更有利于药物吸收。脐部皮肤除了一般皮肤所具有的微循环网外，脐下腹膜还布有丰富的静脉网。浅部与腹壁浅静脉、胸腹壁静脉相吻合，深部与腹壁上、下静脉相连，而腹下动脉分支也通过脐部。从现代医学上说，药物在脐部皮肤穿透后，直接扩散到静脉网或腹下动脉分支而入体循环，所以经脐部皮肤吸收比较迅速。现代医学也证明，脐部比其他透皮给药部位更易于药物吸收，生物利用度高。

敷脐疗法的实践表明，穴位贴敷作用于人体主要是几种治疗因素之间相互影响、相互作用和相互补充，共同发挥的整体叠加治疗作用。首先是药物的刺激对局部气血的调整，其次是药物的经皮吸收进入血液循环，由此增强了药物的作用。药物外敷于病变部位、穴位上则刺激了穴位本身，激发了经气，调动了经脉的功能，从而对机体进行调整。

三、穴位贴敷的作用特点

（1）作用直接，适应证广　穴位贴敷通过药物直接刺激穴位，并通过透皮吸收，使局部药物浓度明显高于其他部位，作用较为直接。其适应证遍及临床各科，"可与内治并行，而能补内治之不及"，对许多沉疴痼疾常能取得意想不到的显著功效。

（2）用药安全，诛伐无过　穴位贴敷不经胃肠给药，无损伤脾、胃之弊，治上不犯下，治下不犯上，治中不犯上、下。即使在临床应用时出现皮肤过敏或水疱，亦可及时中止治疗，给予对症处理，症状很快就可消失，并可继续使用。

（3）取材广泛，价廉药俭　穴位贴敷所用药物除极少数是名贵药材外（如麝香），绝大多数为常见中草药，甚至有一部分来自生活用品，如葱、姜、蒜、花椒等，价格低廉。本法用药量很少，既能减轻患者的经济负担，又可节约大量药材。

（4）简单易学，便于推广　穴位贴敷有许多较简单的药物配伍及制作，易学易用，无须特殊的医疗设备和仪器。无论是医生还是患者或家属，都可兼学并用，随学随用。

（5）集"防病、治病、保健"为一体　穴位贴敷不但具有广泛的临床治疗作用，而且是防病和保健康复的重要手段。

四、穴位贴敷的适应证及常用穴位

（1）呼吸系统疾病　冬季容易发作的慢性支气管炎、支气管哮喘、慢性阻塞性肺疾病、过敏性鼻炎等患者，以及怕冷、怕风、冬季反复感冒的虚寒体质患者。可选定喘、大椎、风门、肺俞、脾俞、肾俞、膏肓等穴。

（2）小儿疾病　反复呼吸道感染、支气管哮喘、过敏性鼻炎、慢性咳嗽、消化不良、遗尿等患者。选用关元、膏肓、气海、足三里、肾俞、肺俞、天突等穴。

（3）消化系统疾病　慢性胃炎、胃溃疡、胃胀、胃酸、胃痛、胃肠功能紊乱、慢性腹泻等患者。可选中脘、下脘、天枢、神阙、足三里、气海、脾俞、胃俞等穴。

五、穴位贴敷的注意事项

（1）贴药时，必须很好地掌握患者姿势。根据患病部位或穴位所在部位，分别采取平卧（侧卧、俯卧、仰卧）、正坐、俯首、平肩等姿势，使药物能贴敷稳当，以防药物流失或灸熨烧灼。

（2）贴药部位要按常规消毒。因皮肤受药物刺激会产生水疱和破损，容易发生感染，故通常用75%乙醇棉球做局部消毒。

（3）贴药后要外加固定，以防药物脱落。通常选用的为医用胶布或不含药物的清膏。贴在头面部的药物，外加固定特别重要。这可防止药物掉入眼内，避免发生意外。

（4）每个或每组穴位，不宜连续贴敷过久，要交替使用，以免药物刺激太久造成皮肤溃疡，影响继续治疗。

（5）头面部、关节、心脏及大血管附近，不宜用刺激性太强烈的药物发疱，以免发疱遗留瘢痕，影响容貌或活动。

（6）小儿的皮肤嫩薄，不宜用刺激性太强的药物。贴药时间也不宜太长，一般只能贴1~2小时或1小时以内，以免引起不良反应，并要注意做好护理，勿令抓破和拭擦。

（7）穴位贴饼剂或贴药后加灸加熨，要掌握温度适当，不能烫伤。灸后的艾炷要及时熄灭，以防复燃，引起火灾事故。

（8）在冷天和严寒情况下，用药贴敷穴位时，要注意保暖，防止受寒。在夏季用药贴敷穴位，胶布固定后，防止因汗液浸润而致滑脱，宜用绷带固定。

（9）若出现穴位周围皮肤发红、瘙痒等不适或儿童哭闹，请及时取下。

（10）白天、晚上均可贴敷，但儿童若走路，脚底需晚上贴，以免药物渗出，每日1次。

（11）请将穴位贴放置于阴凉处或冰箱保鲜保存，若药物过干可适当添加食醋调和，有效期为10日。

（12）贴敷后4小时可洗澡，贴敷期间避免食用鱼、虾等发物及辛辣刺激食物。

第三节　小儿推拿在儿科临床中的应用

小儿推拿亦称"小儿按摩"，是在中医儿科学和中医推拿学的基本理论指导下，根据小儿的生理、病理特点，在小儿体表特定的穴位或部位施以手法，以防病、治病的一种中医外治疗法（物理疗法），也是中医的一种独特的疗法。

一、小儿推拿的作用

小儿推拿的作用可以概括为平衡阴阳、调和脏腑、疏通经络、行气活血、扶正祛邪，具体表现如下。

（1）提高儿童机体各项功能　穴位与经络的治疗功能，已被现代临床医学所证实。穴位即为经络上的最重要点，通过刺激穴位，就可以起到调整经络气血、阴阳平衡的作用。正气自然充足，正气存内，则邪不可干，也就是抵抗力增强，得病的机会相应减少。大量的临床实践证明，小儿推拿确有增强儿童免疫功能的作用，同时小儿推拿可以使小儿气血充盈，饮食不偏，食欲旺盛，发育正常。

（2）缓解、解除小儿病痛　如果小儿有病，推拿小儿身体的某一部位或穴位，可通过经络的联系，使其体内相应的脏腑产生相应的生理变化，从而达到治疗疾病的目的。小儿推拿治疗范围很广，对小儿感冒、发热、咳嗽、腹泻、腹痛、便秘、厌食、哮喘、滞颐（流口水）、疳积（营养不良）、夜啼、遗尿、近视、肌性斜颈等常见病有良好的治疗效果。

（3）未病先防，提高儿童对疾病的抵抗力　小儿推拿对儿童强身防病的功能主要体现在两个方面。①未病先防：小儿推拿，使小儿气血调和，经络通畅、阴阳平衡、正气充足。因此，可以起到让孩子不得病、少得病的功效。②防病传变：小儿得病后传变较快，易发生危急状态。小儿推拿可以起到预防发病、防止传变及发生危急病症的作用。

二、小儿推拿对各系统的作用

推拿通过使用恰当的手法作用于人体体表的经络、腧穴及特定部位，以调节机体的生理、病理状况，从而达到治病保健的目的。现代研究表明，推拿对机体各系统的生理功能均具有良性的调整作用。各种手法不仅是一种机械性的刺激，直接对人体局部发挥作用，而且可以转化成各种不同的能量和信息，通过神经、体液等系统的传递，对人体的消化系统、免疫系统、内分泌系统等产生影响，从而起到治病保健作用。

（1）对消化系统的作用　推拿对胃肠功能具有明显的良性调整作用，从而增强消化系统的功能，并有预防腹泻、便秘的作用。如推拿背部的脾俞、下肢的足三里等，可在 X 线透视下观察到胃肠的蠕动得到明显的调整，从而使胃肠的消化、吸收功能增强。

（2）对免疫系统的作用　现代研究表明，对虚弱体质施行推拿手法后，其白细胞总数可增加，白细胞分类中淋巴细胞比例增高，红细胞总数增加，白细胞吞噬能力有不同程度的提高。因而，推拿能增强人体体质，提高人体的免疫力。

（3）对内分泌系统的作用　推拿可调整机体内分泌系统的生理功能。推拿可增高血钙，对因血钙低所引起的不适有良好的调节作用。如掐揉四缝、捏脊，可使血清钙、磷上升，能促进小儿的生长和发育。通过推拿脾俞、膈俞、足三里等穴，擦背部膀胱经，能改善胰岛的分泌调节功能，对糖尿病患者有辅助治疗作用。

三、小儿推拿的优点

（1）简单易学，方便易行　小儿推拿操作简单，易学易懂，只要按照要求，遵循它的规律，反复操作练习就可以掌握基本的手法和取穴方法。小儿推拿是一种自然疗法，也是中医的一种独特疗法，不需要任何器械、药物及医疗设备，只要依靠成人的双手在小儿体表部位施行手法，就可以达到保健、预防和治疗疾病的目的。小儿推拿不受医疗条件的限制，随时随地都可以实施，不仅操作方便，而且节省费用。

（2）见效快、疗效高　临床证明，小儿推拿对小儿常见病、多发病都有较好的疗效，尤其对于消化系统疾病效果更佳。同时，小儿推拿对许多慢性病、疑难病也有比较好的疗效。

（3）安全稳妥、不易反弹　只要对疾病诊断正确，依照小儿推拿的操作方法合理施治，一般不会出现危险或不安全问题。应用小儿推拿疗法治疗疾病，不会出现反弹及并发症。可以说，小儿推拿在正确操作的前提下，安全、无任何毒副作用。

（4）没有毒副作用，利于疾病康复　小儿推拿是一种单纯的手工理疗手法，治疗中避免了某些药物的不良反应或毒性反应，同时纠正了药物因剂量不适对患儿身体引起的不良反应或危害，是一种有利无害的治疗方法，完全符合当今医学界推崇的"无创伤医学"和"自然疗法"的要求。

（5）治病去根，不易复发　慢性病复发的根本原因在于疾病所涉及脏腑或气血功能下降。推拿疗法根据中医基本理论，对于易反复发作的慢性病，都可以针对病因，通过手法施术，加强气血循环，恢复其脏腑功能，所以能达到治病去根的目的；对于急性病，本来其机体功能就没有多大损失，又加之按摩过程注意功能的调治，更不会遗留病根；对于反复发作病症，可因人体素质的调补减少再发机会。对于身体虚弱的儿童，小儿推拿不仅可以治愈已发疾病，而且提高了小儿免疫功能及健康素质。

（6）小儿不受痛苦，易于接受，依从性好　小儿生病，应用其他疗法时，可能要遭受痛苦；即使是服药，小儿也难以接受，经常给疾病治疗带来麻烦；同时常因小儿不能与医生配合而影响疗效。应用小儿推拿，小儿不会有痛苦感，而是一种享受，能够消除小儿在疾病治疗过程中的恐惧心理。

（7）预防保健，适于家庭　小儿推拿除了有良好的儿童常见病治疗效果外，还有非常好的保健效果。家长经常给孩子做推拿保健，可以增强小儿体质、提高小儿的抗病能力，让孩子少生病、不生病、更健康，非常适用于家庭。

四、小儿推拿的适应证

（1）呼吸系统疾病　感冒、咳嗽、发烧、支气管炎、肺炎、哮喘、鼻炎、鼻窦炎、鼻出血、扁桃体炎、慢性支气管炎、慢性扁桃体炎等。

（2）消化系统疾病　疳积（积滞、奶痨、奶积、食积）、肠炎、舌炎、吐奶、溢乳、打嗝、鹅口疮、口腔炎、厌食、呕吐、腹泻、便秘、肠痉挛、流涎（流口水）、腹痛、腹胀等。

（3）其他疾病　磨牙、遗尿、尿频、夜惊、惊吓、斜颈、脑瘫、面瘫、多动综合征、哭闹、疝气、脐疝、湿疹、荨麻疹、风疹、脊柱侧弯、生长发育迟缓、睡眠不好等。

（4）保健类　益智、助长、增强免疫功能。

五、小儿推拿的禁忌证

（1）皮肤发生烧伤、烫伤、擦伤、裂伤及生有疮疤等，局部不宜按摩。

（2）某些急性感染性疾病，如蜂窝织炎、骨结核、骨髓炎、丹毒等。

（3）各种恶性肿瘤、骨折、脱位等。

推拿为治疗疾病的一种手段，对危重患者应在其他治疗的同时，进行推拿治疗。

六、推拿前准备及注意事项

（1）推拿前准备　推拿前准备指推拿施术之前所应当完成的各项准备工作，主要有以下几方面。①医生应修剪指甲，长短适度，以免操作时损伤患儿皮肤。②医生应保持双手清洁，并使双手温度适当，尤其是在寒冷的季节，医生的双手要保持一定的温度才可以为患儿推拿。否则可能引起患儿的不适，进而拒绝接受治疗。③根据患儿的不同情况选备介质。小儿推拿中常用的介质主要有滑石粉、葱姜水、薄荷水、芝麻油、鸡蛋清等。

（2）注意事项　医生在治疗操作过程中有以下几个方面要加以注意。①医生态度要和蔼，操作要耐心、细心。②治疗室内要保持一定的温度，不可过凉或过热，空气要新鲜。③辨证要准确，选穴要恰当，手法要精确细致。④治疗时要尽量保持患儿安静，在利于手法操作的前提下应让患儿体位尽可能舒适（对肺不张的患儿，治疗时应尽量使其哭闹，这样能提高疗效）。⑤患儿进食后不宜马上推拿腹部，推拿后30分钟内也不宜进食，应尽量让患儿充分休息。⑥推拿后应避风，特别是应用汗法以后，以免推拿治疗后复感外邪。⑦有皮肤破损处不宜用手法。⑧对肠套叠、肠梗阻等急腹症的后期，以及肠炎等疾病怀疑有肠坏死者，腹部严禁施用重手法。

七、推拿操作的时间、次数和强度

小儿推拿比较注重手法的治疗量，因此在小儿临床推拿中十分强调手法操作的时间、次数、强度、频率（速度）等，对这些问题的正确掌握和运用，可以直接影响到推拿的治疗效果。

（1）推拿操作的时间　指在一个穴位上运用手法时操作时间的长短。在不同的情况下，在同一个穴位上运用手法时操作时间是不能完全一致的，主要根据以下几种因素决定。①患者的年龄：一般患者年龄越大，操作的时间也相应越长，反之操作时间相应减少。②患者病情的轻重：患者病情较重时，常常推拿操作的时间相应延长，而病情较轻时，操作时间酌情减少。③手法刺激量的大小：在一个穴位上如果运用的手法刺激量较大时，操作时间相应要较短，而刺激量较小时，则相应较长。④是否作为主穴应用：当某个穴位作为主穴应用时，推拿操作的时间常相应延长，而作为配穴应用时，操作时间酌情减少。

（2）推拿操作的次数　指在一个穴位上运用手法时操作次数的多少。它实际上与推拿操作时间是同一个问题的两种不同提法。所以决定操作次数的因素与推拿操作的时间是一致的。

（3）推拿操作时的强度　指在一个穴位上施用手法时所用刺激量的大小。一般来讲，当在某个穴位上施用手法时，该手法有其常规刺激量（力度）要求，但具体应用时也并非一成不变，而是根据患者年龄的不同，病情的缓急差别，在总体原则不变的指导下，适当变化应用。

（4）推拿操作时的频率（速度）　小儿推拿在操作过程中其手法的频率是有基本要求的，但具体应用过程中也有所变化。它主要与推拿补泻有一定关系，要根据患者的病情需要来决定。

以上几个方面均需要灵活掌握，根据不同的要求变化应用。教材中记载的穴位操作次数和时间都是以6~12个月的患儿年龄为基准的常规次数。具体的操作应根据上述不同因素变化施用。

八、推拿操作时患儿的体位及操作顺序

（1）患儿的体位　推拿时，应根据患者的病症和所取的穴位，以及医者运用手法的需要，选择患儿的体位。在此基础上要求保持患儿体位舒适，便于手法操作即可。常用的体位有俯卧位、仰卧位、母抱位、坐位、站立位等。选择体位以便于运用手法和患儿舒适为原则。一般3岁以下可由别人抱着按摩，而3岁以上小儿可单独采取坐位、仰卧位、俯卧位或侧卧位等。

（2）推拿的操作顺序　推拿时根据处方，按顺序依次操作，以免动作凌乱，遗漏穴位或推拿手法。推拿顺序一般有3种，可根据具体情况灵活选用。常用的操作顺序有：①先上肢，后头面，再躯干，最后下肢。②先主穴，后配穴。③先刺激量小的穴位，后刺激量大的穴位。除特殊需要外，一般选择上述3种顺序中的任一种都可以。不管选用哪种方法，无论主穴、配穴，凡运用掐、拿、捏等强刺激性手法时均应最后操作，以免患儿哭闹，影响操作顺利进行和治疗效果。

推拿时，术者精力要集中，手法要适度。开始手法不宜过重，应轻快柔和、平稳着实、由浅入深，以便患儿逐步适应。在推拿穴位的操作过程中，一般对上肢部穴位取单侧即可，习惯上只取左侧，而不取右侧，因为左侧上肢部穴位较右侧方便操作，其他部位的穴位往往取双侧。

九、小儿推拿的常用手法

小儿推拿通过手法进行穴位刺激达到调整脏腑功能的目的。临床上常用的小儿推拿手法包括推法、拿法、按法、摩法、揉法、捏法。

（1）推法　使用手指对小儿的四肢或胸背部进行推按，具有活血祛瘀、舒筋通络的效果，适用于腹痛、腹胀等症。

（2）拿法　对小儿的四肢或肩颈部位进行治疗，需要用拇指和

其余4指相互做对称用力进行推拿。

（3）按法　垂直向下、由轻到重施加压力，以对局部组织造成刺激，适用于局部疼痛、癃闭等病症。

（4）摩法　使用手掌或指腹在局部进行有规律的摩动，产生良性刺激，适用于小儿消化不良。

（5）揉法　使用指肚、掌根或小鱼际在局部做回旋动作，同时带动皮下组织，持续产生压力进而达到相应的疗效，适用于增强胃肠道功能。

（6）捏法　对小儿的脊椎或背部膀胱经进行揉捏，有助于提高身体素质。

第四节　放血疗法——耳尖放血在儿科临床中的应用

传统医学认为，耳部是全身经络汇聚之处，耳尖在耳郭微经络中为肝经所主，故能起经脉所过、主治所及的作用。凡治病，必先去其血，故耳尖穴点刺放血使邪有出路，邪热外泄，可达到清热解毒、平肝息风、调和气血、调整阴阳的目的。

现代医学认为，耳尖所在位置，相当于自主神经的高级中枢，对调节人体内脏功能和情绪有重要作用。按照生物全息律的原理，人体在耳部的缩影不仅是一个倒置的胎儿，同时是一个正置的胎儿。耳尖穴恰是头部巅顶与会阴的位置，是人体上下多条经脉的结合点，所以针刺耳尖穴有一穴多用之效。

一、耳尖放血概述

耳尖穴又名耳涌，位于耳郭向前对折的上部尖端处，其下分布有耳颞神经及耳后动脉，是针灸临床常用的经外奇穴之一。《针灸大成》云："在耳尖上，卷耳取之，尖上是穴。"也就是患者正坐或侧伏，折耳向前，于耳郭上端取穴，或将耳轮向耳屏对折时，耳郭上面的顶端处。

耳尖穴最常用的是刺血疗法。刺血疗法又称为放血疗法，是中医中独特的一种针刺治疗方法。刺血疗法是针刺方法的一种，即《黄帝内经》中的刺络法，是指用三棱针、粗毫针或小尖等刺破络脉，通过放出少量血液，使里蕴热毒随血外泄，具有清热解毒、消肿止痛、祛风止痒、开窍泄热、通经活络、镇吐止泻等作用，从而达到防病治病目的的一种操作方法。

刺血疗法是在中医整体观、经络理论等指导下，通过放出适量血液达到祛瘀生新、疏通经络、调和气血、平衡阴阳的一种有效治疗方法。《灵枢经·九针十二原》言："满则泄之，宛陈则除之。"《素问·刺热》载："肺热病者，先淅然厥，起毫毛，恶风寒，舌上黄身热……刺手太阴阳明，出血如大豆，立已。"早在《黄帝内经》以前，古代医学家早已总结了耳与经脉、与脏腑等关系密切，并详细记载了耳穴的临床应用，《灵枢经·口问》言："耳者宗脉之所聚也。"耳尖穴为经外奇穴，耳尖放血后能起到消炎、退烧等作用。《黄帝内经》中有关于放血疗法的记载，认为该疗法的作用机制是调整阴阳、疏通经络、调和气血。《灵枢经·百病始生》中有这样的描述："夫百病之始生也，皆生于风雨寒暑，清湿喜怒。喜怒不节则伤脏，风雨则伤上，清湿则伤下。"其所表述的意思为：无论是由于发生机体病变，还是因情志作用所致，都可导致机体的经络受阻，脉道不畅。

在治疗过程中应当行辨证施治，"病在脉，调之血；病在血，调之络"，"孙络病者治其孙络血"。调理原则是"血实宜决之""宛陈则除之"。当病机在血，则应当将恶血及时去除，使经络得到疏通、气血得到调和，使患者气血不畅情况得以改变，从而去除病机，使脏腑气血功能得到相应的调整，提升机体健康水平。

二、耳尖放血的作用

耳尖放血使血液循环速度加快，促进血供和氧供，进而使机体免疫功能提高；消炎、镇静、退烧、止痛等；对脏腑功能作出调节，促进细胞新陈代谢，帮助生物信息传递。

三、耳尖放血的适应证、禁忌证及副作用

（1）适应证　治疗血瘀不散所致的疼痛，邪热火盛所致的高热抽搐，肝阳上亢所致头昏目眩或肺与大肠实热所致的目赤肿痛等症。适用于实证、热证、血瘀、疼痛等，如中风、昏迷、急惊风、高热、头痛、目赤肿痛、急性腰扭伤、麦粒肿、疥疮、乳腺炎、丹毒、指麻木等。

（2）禁忌证　凡血液功能异常特别是出凝血功能异常者，一般禁用刺血疗法；体质虚弱者、孕妇、产后均不宜使用。点刺时，手法应轻、稳、准、快，不宜用力过猛，防止刺入过深、创伤过大。

（3）副作用　对患者本身的不良影响，如出血过多、晕针等；对施术者或其他患者的影响，如交叉感染等。

四、耳尖放血的注意事项

医生手指和患者治疗部位严格消毒，防止感染；患者治疗时取仰靠坐位，防止发生晕针；挤压时不能局限于耳尖局部，应从较远的范围向耳尖进行轻微的挤按，尽可能减轻或消除疼痛等不良反应的发生。

五、耳尖放血的临床应用

1. 高热

耳尖点刺放血最常用、最有效的适应证是高热，适用于感冒、肺炎、扁桃体炎所引发的高热，尤其是在以上疾病经过几日后仍持续高热的情况下。外感发热常因外感六淫所致，可分为暑湿型、风寒型及风热型，小儿外感发热以风热型居多，主要为肺气失宣、气血不足、肺卫不利、风热外袭，导致小儿出现外感发热。

治疗原则：疏风解表，清热解毒。

取穴：耳尖，可结合十宣、大椎，通过揉搓将体内热邪引导至耳尖，使耳郭发热充血，针刺放血，热邪随血而出，高热得解。

2. 化脓性扁桃体炎

乳蛾是以咽痛或咽部不适感，吞咽困难，喉核红肿、表面有黄白色脓点，痛连耳窍，可伴有畏寒、高热、头痛、纳差、乏力、周身不适等症状为主要特征的疾病。

风热型急乳蛾的病因病机多为风热之邪（受凉、疲劳、外感等）乘虚外袭，火热邪毒搏结喉核而致，发病急骤，多为实证、热证。

治疗原则：疏风清热，利咽消肿。

取穴：耳尖、扁桃体穴区充血的阳性反应点放血。

3. 流行性腮腺炎

流行性腮腺炎，中医称为"痄腮"，是春季常见，也是儿童和青少年中常见的呼吸道传染病，亦可见于成人。腮腺炎主要表现为一侧或两侧耳垂下肿大。肿大的腮腺常呈半球形，以耳垂为中心边缘不清，表面发热肿痛，张口或咀嚼时局部感到疼痛。

治疗：将耳尖穴消毒，用三棱针或注射针头在耳尖穴上点刺出血，挤出8~10滴血后用消毒干棉球压迫止血即可，每日1次，3~6次后腮腺肿胀可以消退（可结合关冲、少泽）。

4. 口腔溃疡

把耳尖穴消毒，用三棱针或注射针头点刺出血，挤出5~8滴血后用干棉球压迫止血即可，每日1次，治疗3~5日能结痂而愈（如果溃疡多，在太阳穴放血是最好的）。

实证者：采取泻法，则联合取双侧颊车、合谷、少府、地仓、内庭等穴位。

虚证者：采取补法，联合取双侧太溪、照海、三阴交。

5. 痤疮

痤疮，俗称为"青春痘"，又叫"面疱""粉刺""暗疮"等，中医称为"肺风粉刺"，是由于毛囊及皮脂腺阻塞，发炎所引发的一种慢性炎症性皮肤病，也是美容皮肤科的最常见的病种之一。痤疮通常好发于面部、颈部、胸背部、肩膀和上臂。临床以白头粉刺、黑头粉刺、炎性丘疹、脓疱、结节、囊肿等为主要表现。这种疾病在青春期多见。

取穴：双耳尖，可联合大椎、肺俞刺血。

6. 面神经麻痹

面神经麻痹，俗称为"面瘫"，是以面部表情肌群运动功能障碍为主要特征的一种常见病。面神经麻痹的一般症状是口眼歪斜。它是一种常见病、多发病，且不受年龄限制。患者往往连基本的抬眉、闭眼、鼓嘴等动作都无法完成。常规针刺可加耳尖刺血，可帮助提高治疗面神经麻痹效果，特别是闭眼的动作，能结合健侧的合谷穴更佳。

7. 湿疹、荨麻疹

耳尖点刺放血能使湿疹、荨麻疹得到有效控制，且不易复发。特别是对肝胆经脉所循行之处，如面颊、耳后、胁肋、腹股沟及会阴部等部位的湿疹，针刺耳尖能明显减轻瘙痒，缓解症状。

8. 麦粒肿

麦粒肿，俗称为"针眼"，是一种普通的眼病，人人可以罹患，多发于青年人。麦粒肿顽固，而且容易反复，严重时可遗留眼睑疤痕。麦粒肿以局部红肿、疼痛，出现硬结及黄色脓点为主要临床表现。

治疗：将患眼同侧耳尖常规消毒，用三棱针或注射针头在耳尖穴放血3~7滴，每日1次，一般2~5次即可。

第五节　刺四缝在儿科临床中的应用

一、历史渊源

针刺四缝穴疗法首载于《奇效良方》，然对其论述简单，所占篇幅较小，未被后世医家重视。《针灸大成》成书于明朝后期，集针灸之精粹，流传百世，广为人知，对针刺四缝穴疗法进行了较为详尽的论述，推动了针刺四缝穴疗法在临床上的广泛应用。清代《串雅内外编》中详细地记述了民间治疗猢狲痨的具体针刺部位、方法、深浅、功能主治、疗程、饮食禁忌等方面，反映出针刺四缝穴疗法在当时已渐趋成熟，并已由"走方医"在民间广泛应用。晚清廖润鸿的《针灸集成》丰富了四缝穴的定位，拓展了针刺四缝穴疗法的临床应用。古代针刺四缝穴疗法主要是指医家运用三棱针针刺除拇指外手四指指间关节横纹治疗小儿猢狲痨。

针刺四缝穴疗法中运用的三棱针可依据不同的年龄采用不同大小的针号。针刺四缝穴疗法若初次针刺无液，为"疳者干也"，可延长疗程，多针刺几次。在现代针刺四缝穴疗法的临床观察研究病例中，针刺四缝穴疗法大部分是每周1~2次，每次双手除拇指外四指近端指间关节横纹中点全针刺。根据《串雅内外编》中相关记载，或许可尝试一指针刺出血即止，不必复刺，直至所有手指刺液皆为纯血为止的临床疗法。针刺四缝穴疗法实施前先要考虑天气的因素及患儿的饮食习惯诸多方面情况，再决定施治与否。

二、刺四缝的穴位、特点及功效

（1）取穴　四缝穴是经外奇穴，位于第2指至第5指掌面，第1节、第2节横纹中央。

（2）特点　操作简便、刺法简单、快速有效。

（3）功效　调和脏腑、健脾化湿、消食导滞、益气养血、通畅百脉、化痰行气。

三、刺四缝的操作方法

（1）体位　协助患儿取坐位或半卧位，充分暴露手掌部。

（2）取穴　在第2指至第5指掌面，第1节、第2节横纹中央，避开静脉。

（3）消毒　用酒精棉签消毒第1节、第2节横纹2遍，待干；用三棱针或粗毫针，直接迅速点刺四缝穴1~2mm，刺后用手挤出少许淡黄色或透明黏液，或少许血液，后用消毒干棉球拭干。

（4）按压　用无菌纱布覆盖针孔，让患儿紧握双拳自然按压5分钟；每周治疗1次，4次为1个疗程。

四、刺四缝的禁忌证与注意事项

（1）禁忌证　有出血倾向及凝血功能障碍者；所选针刺部位（四缝穴）有损伤者。

（2）注意事项　针刺四缝穴时应注意严密消毒，三棱针进针不可过深，出血也不宜过多；针刺后保持患儿双手皮肤清洁，以免针眼污染；针刺后2小时内避免接触生水；取穴要准确熟练，操作时应专心，如遇不配合患儿，寻求协助，固定好患儿手部；治疗后7日内要吃容易消化且富有营养的食物，禁止吃难以消化的食物。

五、刺四缝的临床应用

（1）小儿厌食　现代针灸临床已将四缝穴作为治疗小儿厌食的经验穴。有研究表明，针刺四缝穴能够改善患儿的食欲、食量、克托莱指数和腹部皮下脂肪、临床症状积分，且能提高血红蛋白、血小板体积，提高患儿血清胰岛素样生长因子1（IGF-1）和前白蛋白（PA）水平，起到促进生长和补益气血的作用。现代医学研究也发现，通过挑四缝穴，可促使人体唾液淀粉酶分泌增加，而且肠中胰蛋白酶、胰淀粉酶、胰脂肪酶的分泌也相应增加，正是这些消化酶的增加，有助于人体消化功能的改善，从而促进胃肠的消化吸收功能。

（2）泄泻　井夫杰等用点刺四缝穴治疗湿热型腹泻患儿，临床结果显示四缝穴具有清热利湿健脾之效。付晓敏对消化不良性腹泻患儿运用推拿配合针刺四缝穴治疗，总有效率达94%，总结出四缝穴可清泄水湿秽浊，有良好止泻作用。临床亦有多位医家运用四缝穴佐治婴幼儿腹泻的报道，均取得了较好疗效。加用四缝穴治疗有利于改善患儿精神状态、恢复胃肠功能和缩短病程。

（3）肠系膜淋巴结炎　丁宗富等采取针刺足三里、点刺四缝穴联合口服武当八宝紫金锭的方法治疗肠系膜淋巴结炎患儿，结果显示患儿体内缩血管活性多肽（ET-1）含量下降显著，舒血管活性多肽（CGRP）含量上升明显，白细胞介素-6（IL-6）指标降低，说明点刺四缝穴具有调整体内缩血管活性多肽、舒血管活性多肽和白细胞介素-6水平的作用，从而可改善血管内皮系统的功能障碍，保护血管的内皮细胞，防治小儿肠系膜淋巴结炎的发生。

（4）小儿反复呼吸道感染　小儿反复呼吸道感染是儿科常见病、多发病，病因复杂，大多与患儿免疫力低下有关。邓玉曼运用玉屏风颗粒联合针刺四缝穴治疗反复呼吸道感染，观察到治疗后患儿症状改善的同时，免疫球蛋白水平也有所升高。董氏儿科在治疗小儿反复呼吸道感染中注重顾护脾胃。李战基于该思想，运用中药联合四缝穴放血疗法治疗该病，临床效果显著。姜伟强等在"三伏天"通过穴位敷贴配合点刺四缝穴治疗小儿反复呼吸道感染，总有效率远高于对照组。

（5）支气管肺炎　齐斌将支气管肺炎患儿采用常规治疗配合四缝穴放血、穴位按摩，结果显示四缝穴放血、穴位按摩治疗可明显改善患儿的情况，缩短肺部啰音消失时间和总疗程，提高总有效率，说明四缝穴放血治疗小儿支气管肺炎具有肯定的疗效。

（6）腺样体肥大　小儿由于脏腑娇嫩，脾、肾发育尚不健全，因此易感外邪。而鼻腔与呼吸、肺部同气，有着共同防御外邪的功能，若治疗不当，则会导致风寒入体，并侵犯肺部，导致脾脏受损，聚湿生痰，从而导致腺样体肥大的发生。方学杰针刺四缝穴治疗小儿腺样体肥大，临床疗效颇佳。通过四缝穴点刺，不仅可以对患者的症状进行改善，而且可以提升免疫力，对于预防复发具有积极作用。

（7）身材矮小症　毕美芬等对身材矮小症患儿采取针刺四缝穴配合消积理脾方口服治疗，临床疗效显示胰岛素样生长因子-1和胰岛素样生长因子结合蛋白-3（IGFBP-3）均有显著提高，身高（年生长速率）增快，说明针刺四缝穴配合消积理脾方可提高胰岛素样生长因子-1的量，促进生长速率，而不加快骨龄愈合。

（8）小儿缺铁性贫血　熊梦颖等采用调脾散结合点刺四缝穴治疗缺铁性贫血患儿，结果显示点刺四缝穴可显著升高血红蛋白及血清铁蛋白值，明显提高临床有效率，疗效肯定。

（9）便秘　小儿便秘的病位在大肠，病机主要为肠道传导失司，治宜清热导滞、润燥理气通便。推拿手法通过对小儿特定穴位（如清大肠、运内八卦、揉二马、退六腑、揉膊阳池、摩腹、推下七节骨、揉龟尾等）的良性刺激，起到荡涤肠腑邪滞、健脾和胃、行气活血的作用。针刺四缝穴可调整三焦，平衡阴阳。因此，推拿配合针刺四缝穴治疗胃肠燥热型小儿便秘的疗效优于单纯刺四缝穴及单纯推拿的治疗疗效，为临床治疗小儿便秘提供了较好的综合治疗方法，值得临床推广。

刺四缝是一项被高度认可的中医适宜技术，具有安全有效、易于掌握、成本较低的特点。在基层社区医疗服务中，小儿常见病种广泛，但治疗手法单一，刺四缝适用于小儿厌食、腺样体肥大、上呼吸道感染、便秘、功能性腹痛、泄泻、低热、疳积、缺铁性贫血、生长痛、肠系膜淋巴结炎等。点刺四缝穴属于中医特色疗法，具有操作简便、可行性高等优势，同时容易被家长及小儿接受，因此值得在医疗机构中推广应用。